Guide du calcul de doses et de débits médicamenteux

Guide du calcul de doses et de débits médicamenteux

5e édition

Dominique Rispail
Cadre de santé formateur retraité
IFSI Lionnois
CHRU de Nancy

Alain Viaux
Directeur de la formation continue
CHRU de Nancy

Virginie Simon
Cadre supérieur de santé, coordinateur pédagogique
IFAS du CHRU de Nancy

François Horn
Cadre supérieur de santé, responsable de la formation continue
CHRU de Nancy

Elsevier Masson

ELSEVIER

Elsevier Masson SAS, 65, rue Camille-Desmoulins, 92442 Issy-les-Moulineaux cedex, France

Guide du calcul de doses et de débits médicamenteux, 5e édition, de Dominique Rispail, Alain Viaux, Virginie Simon et François Horn.

Note de l'éditeur : Elsevier adopte une position neutre en ce qui concerne les conflits territoriaux ou les revendications juridictionnelles dans le contenu qu'il publie, y compris dans les cartes et les affiliations institutionnelles.
ISBN : 978-2-294-78300-5
e-ISBN : 978-2-294-78395-1

Table des matières

Remerciements

Nous remercions toutes les personnes qui nous ont aidé à la réalisation de cette nouvelle édition.

Objectifs du programme de formation

Cet ouvrage s'adresse prioritairement aux étudiants infirmiers. Il peut utilement accompagner les professionnels qui souhaitent préparer un concours de spécialité (anesthésie et puériculture). Cette 5e édition a pour objectif d'actualiser certains exercices de l'ouvrage précédent dans le domaine des thérapeutiques et leur administration, et d'apporter des compléments d'informations en termes de responsabilité professionnelle. De nouveaux exercices sont proposés pour des disciplines d'anesthésie et d'imagerie.

La compétence 4[1] : « Mettre en œuvre des actions à visée diagnostique et thérapeutique » précise que le futur professionnel doit être capable notamment :

- d'analyser les éléments de la prescription médicale en repérant les interactions et toute anomalie manifeste ;
- de préparer et de mettre en œuvre les thérapeutiques médicamenteuses et les examens selon les règles de sécurité, d'hygiène et d'asepsie ;
- d'organiser l'administration des médicaments selon la prescription médicale, en veillant à l'observance et à la continuité des traitements ;
- de mettre en œuvre les protocoles thérapeutiques adaptés à la situation clinique d'une personne ;
- d'initier et d'adapter l'administration des antalgiques dans le cadre de protocoles médicaux.

Cette compétence est déclinée en critères d'évaluation[2] :

- justesse dans le respect de la prescription après repérage des anomalies manifestes (indicateurs[3] : la thérapeutique administrée est conforme à la prescription — les anomalies sont identifiées et signalées) ;
- exactitude du calcul de doses (indicateur : aucune erreur dans différentes situations de calcul de doses).

À l'institut de formation en soins infirmiers (IFSI), le calcul de doses sera l'objet d'évaluations en vue d'obtenir des ECTS[4] dans le cadre de deux unités d'enseignement :

---

1 Une compétence est rédigée en termes de capacités devant être maîtrisées par les professionnels. Cette description s'inscrit dans la réglementation figurant au Code de la santé publique.

2 Critères d'évaluation d'une compétence : qu'est-ce qui me permet de dire que la compétence est maîtrisée ? Que veut-on vérifier ?

3 Indicateur : quels signes visibles peut-on observer ? Quels signes apportent de bonnes indications ?

4 ECTS : *European Credits Transfert System*.

- des calculs appliqués en situation simulée (UE 4.4 S2 : Thérapeutiques et contribution au diagnostic médical) où seront testés : la rigueur du raisonnement dans le calcul; l'exactitude dans les résultats; l'habileté; la dextérité; le respect de l'hygiène, de l'asepsie, de l'ergonomie;
- des analyses de cas (UE 2.11 S5 : Pharmacologie et thérapeutiques) où il sera demandé à l'étudiant de résoudre des exercices plus complexes et d'argumenter les résultats obtenus.

Ces modalités peuvent varier sensiblement en fonction d'évaluations dites formatives que certains IFSI ont mises en place.

En stage, l'étudiant devra valider un certain nombre d'actes : l'administration de médicaments et de produits par voies orale, entérale, parentérale étant inscrite dans le référentiel d'activités de l'infirmier. Plus concrètement, ces actes seront l'objet d'une traçabilité et d'un suivi dans le portfolio[5] aux rubriques : injections parentérales avec calcul de dosage; perfusions périphériques avec calcul de dosage.

Nous décomposerons l'activité *dosage d'un produit* en deux périodes distinctes : *une phase d'activité intellectuelle* qui consiste à comprendre la situation, à gérer habilement chiffres, fractions, concepts mathématiques..., suivie d'une *phase pratique de manipulation* (seringues, tubulures, produits pharmaceutiques). Mais cela devient plus complexe lorsqu'il s'agit de travailler avec des unités de mesure inhabituelles (microgramme, millimole...), des médicaments aux noms inconnus et aux effets potentiellement dangereux.

C'est pourquoi, après un rappel législatif mis à jour (par rapport au Code de déontologie infirmier) permettant de bien comprendre la responsabilité de l'infirmier(ère) et des différents acteurs de santé concernés, nous vous proposerons des exercices en quatre niveaux de progression et de difficulté croissante. Nous avons également choisi de rappeler certaines notions de base en mathématiques (l'écriture romaine, les principales opérations, les fractions, les unités de mesure...) sous la forme de fiches présentées en fin d'ouvrage. Un chapitre est entièrement consacré à la préparation des évaluations en IFSI portant sur le calcul de doses.

Nous sommes enseignants, responsables de formation auprès d'étudiants infirmiers, d'aides-soignants se destinant par voie de concours au métier d'infirmier, de professionnels préparant le concours d'infirmier anesthésiste, d'étudiants cadres mais aussi de formation continue pour les professionnels médicaux et paramédicaux. Cette expérience nous permet de mettre en évidence les

---

5 Le portfolio de l'étudiant est un outil qui sert à mesurer la progression de l'étudiant en stage. Il est centré sur l'acquisition des compétences, des activités et des actes infirmiers. L'acquisition des éléments de chaque compétence et des activités techniques est progressive.

principales difficultés liées à la compréhension des situations problématiques de terrain, tant sur le plan de la responsabilité du soignant que des difficultés techniques de résolution des problèmes.
Ce livre recense tous les obstacles, toutes les difficultés susceptibles de ne pas conduire à un résultat juste. Les étapes sont progressives, les concepts détaillés et illustrés d'exemples. Les exercices portant sur les opérations, les fractions et les pourcentages aideront également à interpréter des données statistiques et épidémiologiques de plus en plus fréquemment utilisées dans le domaine sanitaire et dans le cadre de la réalisation du travail écrit de fin d'études (UE 1.2 S2 et S3 : Santé publique et économie de la santé; UE 5.6 S6 : Analyse de la qualité et traitement des données scientifiques et professionnelles).
L'objectif de cet ouvrage est donc d'accompagner l'étudiant tout au long de son apprentissage au terme duquel il devra être capable de bien comprendre ses responsabilités et de trouver des résultats justes, précis, fiables et ceci… à chaque fois.

Partie 1

Théorie et pratique du calcul de doses

Responsabilité professionnelle dans l'administration des prescriptions médicamenteuses

La prescription médicamenteuse est l'acte médical duquel découlent la dispensation des traitements par le pharmacien et l'administration des thérapeutiques par le personnel infirmier. Chacun des acteurs concernés assure une part de responsabilité en fonction de son champ de compétences.
Ce qui reste prioritaire dans l'exercice quotidien, c'est que chaque personne soignée reçoive le traitement médicamenteux le mieux adapté à sa situation. Aussi, il apparaît essentiel avant tout de définir les différents régimes de responsabilité auxquels l'infirmier(ère) est susceptible d'être confronté(e) en fonction de son lieu d'exercice puis, dans un deuxième temps, d'appréhender les responsabilités de chaque professionnel concerné par les prescriptions médicamenteuses et leur exécution, en fonction de son champ de compétences reconnu.
Les professions médicales, d'infirmière et de pharmacien sont définies très précisément par le Code de la santé publique. La société protège les professionnels des soins mais, en contrepartie, impose des règles de nature juridique, éthique et déontologique.

Fautes et régimes de responsabilité pouvant être relevés à l'encontre d'un infirmier en lien avec une erreur de prescription

La notion même de faute doit être définie avant tout. Dans le cadre de l'exercice des professions de santé, il s'agit d'un manquement à une obligation, le plus généralement, de moyens. C'est-à-dire qu'un professionnel de santé est tenu de réaliser un acte de soins consciencieux, conforme aux techniques et bonnes pratiques en vigueur, et selon les données acquises de la science.
Ces fautes se déclinent à travers trois régimes de responsabilité.

Responsabilité pénale (principe de punition)

La responsabilité pénale repose sur quatre grands principes :
- **la légalité des délits et des peines :** tout acte qui n'est pas inclus dans le Code pénal ne constitue pas une faute. De plus, la peine est prévue par le Code pénal. Ce dernier constitue donc une liste exhaustive des infractions susceptibles d'être reprochées à une personne;

- **la non-rétroactivité de la loi pénale :** un acte fautif, même dommageable, ne peut être condamné s'il n'est pas inscrit dans le Code pénal au moment des faits;
- **l'intention consciente** élargie à l'exercice des responsabilités professionnelles :
  - « Il n'y a point de crime ou de délit sans intention de le commettre.
  - Toutefois, lorsque la loi le prévoit, il y a délit en cas de mise en danger délibérée de la personne d'autrui.
  - Il y a également délit, lorsque la loi le prévoit, en cas de faute d'imprudence, de négligence ou de manquement à une obligation de prudence ou de sécurité prévue par la loi ou le règlement, s'il est établi que l'auteur des faits n'a pas accompli les diligences normales compte tenu, le cas échéant, de la nature de ses missions ou de ses fonctions, de ses compétences ainsi que du pouvoir et des moyens dont il disposait.
  - Dans le cas prévu par l'alinéa qui précède, les personnes physiques qui n'ont pas causé directement le dommage, mais qui ont créé ou contribué à créer la situation qui a permis la réalisation du dommage, ou qui n'ont pas pris les mesures permettant de l'éviter, sont responsables pénalement s'il est établi qu'elles ont, soit violé de façon manifestement délibérée une obligation particulière de prudence ou de sécurité prévue par la loi ou le règlement, soit commis une faute caractérisée et qui exposait autrui à un risque d'une particulière gravité qu'elles ne pouvaient ignorer.
  - Il n'y a point de contravention en cas de force majeure. » Article 121-3 du Code pénal (partie législative) modifié par la loi n° 2000-647 du 10 juillet 2000 — art. 1 *JORF* 11 juillet 2000;
- **les infractions pénales** sont classées en trois catégories qui relèvent de trois juridictions différentes :

Infractions pénales	Juridictions concernées
Les crimes	Cour d'assises
Les délits	Tribunal correctionnel
Les contraventions	Tribunal de police

La responsabilité pénale engage la responsabilité du professionnel lui-même et s'applique dans les domaines public et privé. En droit pénal, la seule mention médico-légale qui permette de caractériser une infraction est celle de l'incapacité totale de travail (ITT). Mais le responsable d'une infraction peut être condamné même en l'absence de dommage résultant de celle-ci et subir une sanction.

En conséquence, il apparaît clairement qu'une condamnation au pénal est possible pour un infirmier dans le cas d'erreur survenue lors de l'administration d'une prescription médicale. En effet, l'introduction de principes comme :

- « l'auteur des faits n'a pas accompli les diligences normales compte tenu, le cas échéant, de la nature de ses missions ou de ses fonctions, de ses compétences ainsi que du pouvoir et des moyens dont il disposait », inscrits dans l'article 121-3 du Code pénal ;
- « maladresse, imprudence, inattention, négligence ou manquement à une obligation de prudence ou de sécurité imposée par la loi ou le règlement... », tels que définis dans les articles 221-6 et 222-19 du Code pénal ;
- ou « par la violation manifestement délibérée d'une obligation particulière de prudence ou de sécurité imposée par la loi ou le règlement... », définis par l'article 222-20 du Code pénal ;

relatifs aux atteintes involontaires à la vie ou à l'intégrité de la personne, permet une large interprétation en référence aux règles de bonnes pratiques en vigueur dans le cadre de l'exercice de la profession.

Responsabilité en demande d'indemnités (principe de réparation)

Elle est ainsi nommée car elle peut s'exercer devant les instances administratives ou judiciaires selon le lieu où le dommage est subi. En effet, si l'infirmier exerce dans un établissement public de santé, la juridiction compétente est le tribunal administratif. Si, par contre, il exerce en libéral ou dans un établissement de santé privé, c'est le tribunal de grande instance qui est concerné.

Le principe essentiel de cette responsabilité est la réparation par équivalent financier. Une action en demande d'indemnités, par opposition à la responsabilité pénale, ne s'exerce pas nécessairement à l'encontre du professionnel auquel les faits sont reprochés mais le plus souvent envers son employeur qui représente l'interlocuteur du patient. La relation du malade avec l'établissement de soins ou le professionnel libéral doit s'analyser comme un service public rendu à un usager dans le domaine public ou comme un contrat dans le domaine privé. Charge aux contractants de répondre des actes de leurs agents. Cette disposition est favorable à la victime puisqu'elle permet de garantir la réparation financière en assurant la solvabilité de la partie adverse. Toutefois, l'employeur, public ou privé, peut exercer une action récursoire contre le professionnel incriminé pour récupérer les fonds engagés par l'établissement dans le cadre de la procédure, à condition que ceux-ci ne soient pas couverts par les assurances.

La responsabilité en demande d'indemnités repose sur trois principes :

- une faute commise;
- un préjudice subi (contrairement à la responsabilité pénale);
- un lien de causalité unissant la faute au préjudice.

S'il manque un seul événement de la triade, la responsabilité n'est pas engagée.

Une faute commise par un professionnel dans un établissement public de santé, en lien avec un défaut d'organisation du service public ou si la faute n'est pas détachable du service, sera de la compétence du juge administratif. Mais si la faute est considérée comme personnelle, soit par intention de l'agent, soit parce qu'il s'agit d'une faute particulièrement inexcusable qui traduit un comportement inadapté de la part du professionnel, alors elle relève d'une juridiction civile.

Les fautes commises par des infirmier(ère)s exerçant dans un établissement de santé privé ou en libéral dépendent aussi du juge du tribunal de grande instance.

Ce sont donc les circonstances de déroulement d'un acte d'administration d'une prescription médicale qui orienteront le juge. Ainsi, une erreur de dosage peut être imputable à une faute de service liée à l'acte de soin. Cependant, si cette erreur se produit, alors que l'infirmier(ère) n'a pas une charge de travail trop lourde, qu'il s'agit d'un produit couramment utilisé dans le service dont il a déjà eu l'occasion d'en réaliser l'administration et pour lequel la prescription médicale est convenablement rédigée, alors, sans forcément apparaître comme intentionnelle, la faute peut révéler un comportement particulièrement étrange de la part d'un professionnel. Pour peu que cette faute entraîne des dommages au patient qui lui soient directement imputables, à dires d'expert, il appartiendra alors à l'agent concerné, qu'il ait un statut public ou privé, de répondre de ses actes devant le juge judiciaire si la victime exerce ses droits.

Responsabilité disciplinaire (principe de sanction)

Elle repose notamment sur les compétences réglementaires définies par les articles R.4311-1 à R.4311-15.1 et la déontologie des infirmiers, articles R.4312-1 à R.4312-92, chapitre II (Déontologie des infirmiers) du titre Ier (Profession d'infirmier ou d'infirmière) du livre III (Auxiliaires médicaux) du Code de la santé publique. L'article R.4312-92 fixe les conditions d'organisation de la procédure disciplinaire. La responsabilité disciplinaire s'est développée avec la loi n° 2006-1668 du 21 décembre 2006 portant création d'un ordre national des infirmiers regroupant tous les infirmiers libéraux ainsi que salariés des secteurs public et privé. L'une des missions de cet ordre professionnel est la mission disciplinaire.

Par opposition à la faute pénale, il n'y a pas une définition légale de la faute disciplinaire. Celle-ci s'apprécie au cas par cas lors d'un

manquement aux compétences réglementaires ou aux règles professionnelles. Il s'agit donc d'une responsabilité personnelle qui touche directement le professionnel et s'applique quel que soit son mode d'exercice, libéral, privé ou public. Ainsi, en cas de faute, l'ordre professionnel peut être saisi par une plainte. Celle-ci fait l'objet d'une réunion en vue d'une conciliation au niveau départemental de l'instance entre le plaignant et le professionnel attaqué. En l'absence de conciliation, la plainte est transmise à la chambre disciplinaire de première instance au niveau régional. La décision de cette instance est susceptible de recours d'abord au niveau national auprès de la chambre disciplinaire de deuxième instance puis en cassation au niveau du Conseil d'État. Les peines encourues sont graduées et vont de l'avertissement à la radiation du tableau de l'ordre qui équivaut à une interdiction définitive d'exercice.
Par ailleurs, en fonction du lieu d'exercice, public ou privé, s'ajoutent des sanctions potentielles liées à la réglementation fixée par l'employeur. Ainsi, la faute commise par un infirmier de la fonction publique hospitalière dans l'exercice de ses fonctions l'expose à une sanction disciplinaire (articles 81 à 84 du chapitre 7 — Discipline de la loi n° 86-33 du 9 janvier 1986 modifiée, décret n° 89-822 du 7 novembre 1989). Il s'agit d'un manquement aux obligations légales ou d'un comportement qui touche au bon fonctionnement ou encore porte atteinte au service. Après avis d'un conseil de discipline, les sanctions prononcées par le chef d'établissement peuvent s'échelonner selon quatre groupes de l'avertissement à la révocation. Si la sanction prononcée par le chef d'établissement est au moins de niveau 2 et qu'elle est supérieure à celle proposée par le conseil de discipline, le fonctionnaire peut porter recours de celle-ci auprès du conseil supérieur de la fonction publique hospitalière. Dans le domaine privé, la faute d'un professionnel peut également faire l'objet d'une sanction de la part de l'employeur avec, dans ce cas, le conseil des prud'hommes comme instance de recours.
L'étudiant en soins infirmiers, pour sa part, est soumis au respect du règlement intérieur de l'institut de formation en soins infirmiers.

Responsabilité des différentes professions de santé à l'interface des prescriptions médicamenteuses

Les règles éthiques et déontologiques s'appuient sur les décrets suivants :

- **pour les médecins :** articles R.4127-1 à R.4127-112, section I (Code de déontologie médicale) du chapitre VII (Déontologie) du titre II (Organisation des professions médicales) du livre I (Professions médicales) du Code de la santé publique;
- **pour les pharmaciens :** articles R.4235-1 à R.4235-77, chapitre V (Déontologie) du titre III (Organisation de la profession de

pharmacien) du livre II (Professions de la pharmacie) du Code de la santé publique;
- **pour les infirmiers** : articles R.4312-1 à R.4312-92, chapitre II (Déontologie des infirmiers) du titre Ier (Profession d'infirmier ou d'infirmière) du livre III (Auxiliaires médicaux) du Code de la santé publique.

Ce sont ces règles qui s'imposent aux professionnels de santé dans le cadre de leur pratique quotidienne. Elles fixent précisément les dispositions d'exercice en décrivant les devoirs des soignants entre eux dans le cadre de leur activité, mais aussi envers les patients. Ces dispositions s'imposent aux différents professionnels sous peine de sanctions disciplinaires, pénales et/ou en demande d'indemnités. Enfin, elles permettent aux patients d'identifier les normes d'exigence qu'ils sont en droit d'attendre en termes de sécurité des soins, de respect de la dignité, de droit à l'intimité, de liberté de mouvement, de liberté de consentir aux soins, etc.

Obligations du médecin prescripteur

Le Code de la santé publique, livre Ier, titre II relatif à l'Organisation des professions médicales, dans le chapitre VII portant Code de déontologie médicale, exprime, à l'article R.4127-34, l'obligation pour le médecin de : « ... formuler ses prescriptions avec toute la clarté indispensable, veiller à leur compréhension par le patient et son entourage et s'efforcer d'en obtenir la bonne exécution ». Il va de soi que pour « ... en obtenir la bonne exécution », le médecin doit apporter tous les compléments d'informations réclamés par les paramédicaux. Paradoxalement, ce n'est pas dans le cadre de la déontologie médicale que la prescription est définie le plus précisément. En effet, mis à part l'article R.4127-34 qui invite le médecin à « ... formuler ses prescriptions avec toute la clarté indispensable... » et l'article R.4127-76 qui souligne que « tout certificat, ordonnance, attestation ou document délivré par un médecin doit être rédigé lisiblement en langue française et daté, permettre l'identification du praticien dont il émane et être signé par lui... », le Code de déontologie médicale n'est pas plus précis sur la forme imposée au prescripteur.
Les imprécisions, relatives à la prescription, la dispensation et l'administration du médicament, sont la cause de nombreuses difficultés dans les rapports interprofessionnels et sources de risques pour les patients. À tel point que la Haute Autorité de santé (HAS) a produit dès 2005 une fiche thématique intitulée « Organisation du circuit du médicament en établissement de santé[6] ». Depuis, suite à plusieurs accidents mortels survenus en 2008 et à la production en mai 2011 d'un rapport IGAS sur « le circuit du médicament à l'hôpital » établi par Marie-Hélène Cubaynes et Didier Noury, membres de l'Inspection générale des affaires sociales, d'une part, et, d'autre

6 HAS/DACEPP/Service de l'accréditation/2005.

part, par Muriel Dahan et Evelyne Falip, conseillères générales des établissements de santé[7], la Direction générale de l'offre de soins (DGOS) a rédigé, en février 2012, un référentiel de la « qualité de la prise en charge médicamenteuse pour les établissements de santé ». Pour ce faire, elle s'est appuyée sur un travail commandé et réalisé par la HAS en juillet 2011 qui vise à proposer des « outils de sécurisation et d'autoévaluation de l'administration des médicaments ». En mai 2013, la HAS a repris l'initiative en produisant un guide intitulé *Outils de sécurisation et d'auto-évaluation de l'administration des médicaments* qui reprend la règle pédagogique des 5 B (« administrer au bon patient, le bon médicament, à la bonne dose, sur la bonne voie, au bon moment ») et détaille toutes les étapes de l'administration des médicaments[8]. Tous ces travaux de fond sont accompagnés d'un appui législatif et réglementaire :

- arrêté du 6 avril 2011 relatif au management de la qualité de la prise en charge médicamenteuse et aux médicaments dans les établissements de santé;
- et plusieurs circulaires et instructions, dont notamment :
  - circulaire n° DGOS/PF2/2012/72 du 14 février 2012 relative au management de la qualité de la prise en charge médicamenteuse dans les établissements de santé,
  - instruction n° DGOS/PF2/2012/352 du 28 septembre 2012 relative à l'organisation de retours d'expérience dans le cadre de la gestion des risques associés aux soins et de la sécurisation de la prise en charge médicamenteuse en établissement de santé.

Toutes ces productions ont pour objet de rappeler les quatre grandes étapes qui composent le circuit du médicament (prescription, dispensation, administration, suivi et réévaluation) et d'en faire un processus partagé entre différents professionnels de santé. Il contribue ainsi à décloisonner la prise en charge médicamenteuse au bénéfice d'un travail en équipe pluridisciplinaire avec une culture de la sécurité partagée entre tous les acteurs.

Ainsi, depuis l'arrêté du 6 avril 2011 (article 13), la prescription de médicament revêt un caractère réglementaire. Elle est « rédigée après examen du malade hospitalisé, sur une ordonnance et indique lisiblement :

- le nom, la qualité et, le cas échéant, la qualification, le titre ou la spécialité du prescripteur tels que définis à l'article R.5121-91 du Code de la santé publique, son identifiant lorsqu'il existe, nom, adresse de l'établissement et coordonnées téléphoniques et électroniques auxquelles il peut être contacté, sa signature, la date à laquelle l'ordonnance a été rédigée;

---

7 www.igas.gouv.fr/IMG/pdf/Circuit_du_medicament.pdf

8 www.has-sante.fr/portail/upload/docs/application/pdf/2011-11/guide_outil_securisation_autoevalusation_medicaments_complet_2011-11-17_10-49-21_885.pdf

- la dénomination du médicament ou du produit prescrit, ou le principe actif du médicament désigné par sa dénomination commune, la posologie, et le mode d'administration et, s'il s'agit d'une préparation, la formule détaillée;
- la durée de traitement;
- les nom et prénom, le sexe, l'âge du malade, sa taille et son poids».

Le guide de la qualité de la prise en charge médicamenteuse ajoute quelques éléments de formulation complémentaires :

- surface corporelle, en particulier en gériatrie, pédiatrie, chimiothérapie...;
- le cas échéant, mention d'une grossesse ou d'un allaitement;
- date et heure de la prescription, qu'il s'agisse d'une prescription initiale, d'une réactualisation, d'une substitution ou d'un arrêt de traitement;
- voie d'administration;
- durée de traitement, lorsque connue à l'avance ou fixée par réglementation;
- réévaluation éventuelle du traitement;
- dose par prise et par 24 heures;
- rythme ou horaires de l'administration;
- pour les injectables, modalités de dilution, vitesse et durée de perfusion, en clair ou *via* protocole préétabli;
- mentions spécifiques liées à certains traitements (exemple : INR cible pour les patients sous AVK).

Depuis le 1er janvier 2015, tous les médicaments doivent être prescrits en dénomination commune internationale (DCI), c'est-à-dire en désignant le nom de la substance active qu'ils contiennent. Ce langage international établi par l'OMS et commun à tous à travers le monde permet de sécuriser davantage la prescription des médicaments et de favoriser le bon usage qu'en font les patients (cf. ministère de la Santé et de la Prévention en lien avec l'article L.5121-1-2 du Code de la santé publique).

Prescription informatisée

Il est communément décrit que l'informatisation d'un *process* contribue à une plus grande sécurisation.

L'informatisation du dossier patient et de la prescription médicale a permis une standardisation de la prescription et un accès à des outils d'aide tels que les protocoles institutionnels, les livrets du médicament, etc. De plus, elle a amélioré la qualité de la traçabilité des informations, éliminant les recopiages, facilitant également le partage d'informations entre médecins, pharmaciens et infirmiers. Le système d'ordonnance informatisée permet de surcroît d'être plus conforme aux exigences légales et donc accroît la sécurité de la prescription. Évitant les problèmes de lisibilité de certaines écritures médicales, la prescription informatisée est plus compréhensible par les infirmiers.

Les avantages pour le médecin sont significatifs :

- prise en compte de toutes les données de chaque médicament qu'il est difficile de retenir au vu du nombre de spécialités existantes;
- sécurisation de la prescription car lien avec le dossier du patient : alertes quand interactions ou présence de contre-indication (proposition de médicaments équivalents quand il existe une interaction ou une contre-indication à un produit);
- informations réglementaires et scientifiques concernant le médicament.

Cependant, si, selon la revue *Annales pharmaceutiques françaises* (2012) 62-74, la prescription médicale informatisée a permis de réduire certains types d'erreurs, elle en a engendré de nouveaux : redondances de prescriptions ou prescription de doublon, oublis d'arrêt de prescription, erreurs d'unité, choix inapproprié de la forme pharmaceutique... L'emploi du texte libre laisse l'opportunité à des instructions ambiguës et contradictoires. De plus, la saisie informatique est plus lente que son écriture. Les « bugs », pannes, problèmes de connexion, sont sources de pertes de données. Enfin, les logiciels sont de qualité inégale, certains sont plus ergonomiques et plus sûrs que d'autres.

L'infirmier doit bien vérifier les prescriptions, leur enregistrement, les diverses prescriptions récentes du patient.

Si la prescription informatisée a réduit de manière significative les erreurs de prescription, elle ne les a pas annihilées complètement et la vigilance infirmière reste de mise. La prescription informatique n'empêche pas la lecture rigoureuse de la prescription par l'infirmière et les connaissances indispensables en pharmacologie.

Rôle du pharmacien dans les établissements de santé

Le pharmacien est responsable de la dispensation des médicaments. Cet acte de dispensation ne correspond pas à une simple délivrance d'un produit médicamenteux prescrit par un médecin. Aux termes de l'article R.4235-48 du Code de la santé publique, le pharmacien associe à la délivrance :

> *« 1 — L'analyse pharmaceutique de l'ordonnance médicale si elle existe;*
> *2 — La préparation éventuelle des doses à administrer;*
> *3 — La mise à disposition des informations et les conseils nécessaires au bon usage du médicament. »*

De plus, l'article L.5126-5 du Code de la santé publique stipule :

« La pharmacie à usage intérieur est notamment chargée :

- d'assurer, dans le respect des règles qui régissent le fonctionnement de l'établissement, la gestion, l'approvisionnement, la préparation, le contrôle, la détention et la dispensation des médicaments, produits ou objets mentionnés à l'article L.4211-1,

ainsi que des matériels médicaux stériles et, le cas échéant, des médicaments expérimentaux tels que définis à l'article L.5121-1-1 et d'en assurer la qualité;
- de mener ou de participer à toute action d'information sur ces médicaments, matériels, produits ou objets, ainsi qu'à toute action de promotion et d'évaluation de leur bon usage, de contribuer à leur évaluation et de concourir à la pharmacovigilance et à la matériovigilance et à toute action de sécurisation du circuit du médicament et des dispositifs médicaux stériles;
- de mener ou de participer à toute action susceptible de concourir à la qualité et à la sécurité des traitements et des soins dans les domaines relevant de la compétence pharmaceutique. »

Enfin, le Code de la santé publique dans le chapitre relatif à la déontologie des pharmaciens stipule notamment à l'article R.4235-13 :
« L'exercice personnel auquel est tenu le pharmacien consiste pour celui-ci à exécuter lui-même les actes professionnels, ou à en surveiller attentivement l'exécution s'il ne les accomplit pas lui-même. »

De plus l'arrêté du 6 avril 2011, dans son article 13, précise le rôle du pharmacien de la pharmacie à usage intérieur (PUI) de l'établissement. Il stipule notamment que :
- « le pharmacien doit assurer dans son intégralité l'acte de dispensation du médicament...;
- les médicaments peuvent être délivrés globalement à l'unité de soins en renouvellement d'une dotation adaptée, préalablement définie par le pharmacien et le médecin responsable de l'unité de soins ou à défaut celui désigné par l'ensemble des prescripteurs concernés, ceci dans l'attente de la mise en place d'une informatisation pour permettre à la pharmacie à usage intérieur l'accès aux informations nécessaires à l'analyse pharmaceutique des prescriptions ».

Enfin, le pharmacien, en partenariat avec le cadre de santé ou le médecin responsable de l'unité, doit organiser, définir, décider et contrôler :
- les dispositifs de rangement des médicaments dans l'unité fonctionnelle;
- les procédures pour les commandes;
- la réception et les conditions de stockage pour sécuriser l'accès aux médicaments;
- la dotation de médicaments;
- le mode de détention et le respect des règles d'étiquetage et de conservation des médicaments;
- le respect des conditions de détention avec les informations minimales portées sur les étiquettes.

Les extraits de ces quatre textes apportent des indications précises sur les rôles du pharmacien dans les établissements de santé. Le pharmacien porte un regard de professionnel sur les prescriptions et peut contribuer à lutter contre les risques iatrogènes[9] des médicaments. À ce titre, le médecin et l'infirmier(ère) peuvent voir en lui une personne-ressource susceptible d'apporter des indications, respectivement dans l'élaboration des prescriptions et lors de l'administration des thérapeutiques.

L'arrêté du 31 mars 1999 (modifié par l'arrêté du 6 avril 2011) relatif à la prescription, à la dispensation et à l'administration des médicaments soumis à la réglementation des substances vénéneuses dans les établissements de santé, à la section II, permet de repérer les interactions des différents professionnels de santé concernés lors de la mise en œuvre de prescriptions des médicaments soumis à la réglementation des substances vénéneuses. À l'article 6, il précise que le pharmacien est garant des restrictions de délivrance de certains médicaments en fonction de la catégorie du prescripteur. Il peut aussi interroger le médecin pour recueillir des renseignements complémentaires.

Enfin, l'article 7 de ce même arrêté précise les modalités de délivrance des médicaments dans les unités de soins, de façon globale ou individuelle mais toujours sur prescription médicale. C'est là que réside la difficulté majeure. Dans le cas de dispensation globale, à partir de bordereaux, le pharmacien ne peut exercer pleinement sa fonction d'analyse de l'ordonnance médicale. C'est pourquoi l'article 8 envisage le relais avec le personnel infirmier chargé de l'administration des médicaments au malade :

> *« ... le personnel infirmier vérifie l'identité du malade et les médicaments, au regard de la prescription médicale.*
> *Pour chaque médicament, la dose administrée et l'heure d'administration sont enregistrées sur un document conservé dans le dossier médical. Ce document peut être communiqué à tout moment au pharmacien sur sa demande.*
> *Lorsque le médicament n'a pas été administré, le prescripteur et le pharmacien en sont informés ».*

D'où l'importance pour l'infirmier(ère) d'avoir des connaissances pharmacologiques des traitements administrés, notamment les indications thérapeutiques, les contre-indications, la posologie et les précautions d'emploi comme les effets indésirables ou les éventuelles interactions médicamenteuses. Il doit aussi être capable d'assurer la surveillance adaptée de la personne soignée en fonction du traitement administré. Mais l'infirmier est aussi garant de l'administration des traitements. À ce titre, il (elle) doit mettre en œuvre des procédures de stockage et de préparation des médicaments destinées à réduire les risques d'erreur. Lorsque

[9] Liés au traitement lui-même.

la dispensation par la pharmacie ne peut être individuelle et nominative, les commandes à la pharmacie, par exemple, sont quotidiennes et adaptées qualitativement et quantitativement aux prescriptions médicales. Le stockage des produits est réalisé en tenant compte des conditions de conservation et selon le mode de classement préconisé. Les prescriptions qui nécessitent une préparation (perfusion...) sont réalisées extemporanément[10] et sont administrées par l'infirmier(ère) ayant assuré la préparation. Enfin, l'infirmier(ère) est capable d'adapter en toute sécurité le dosage d'une spécialité thérapeutique à la prescription médicale.
Ces recommandations peuvent donc être regroupées en deux grandes catégories :

- les recommandations qui reposent avant tout sur l'organisation du service et qui peuvent être définies sous forme de procédures. Leur responsabilité incombe principalement au cadre de santé du service qui a à en répondre devant le pharmacien hospitalier ;
- la connaissance des produits thérapeutiques mis en œuvre et la bonne réalisation des préparations qui incombent directement à l'infirmier. Celui-ci assure l'administration du traitement et, de ce fait, engage sa responsabilité en cas de faute dommageable.

Ces dernières dispositions sont importantes car elles permettent, à chaque acteur, d'être en conformité avec les obligations de son Code de déontologie respectif et d'appréhender le champ de ses responsabilités professionnelles.

Responsabilité de l'infirmier

Les articles R.4312-38 à R.4312-43 du Code de la santé publique relatifs à la déontologie des infirmiers définissent la marche à suivre par l'infirmier(ère) dans la mise en œuvre d'un traitement médicamenteux à partir d'une prescription d'un médecin. En effet, ce rôle professionnel sur prescription médicale occupe, aujourd'hui en France, une part importante de l'exercice infirmier. L'article R.4312-38 préconise les règles à suivre pour l'administration de médicaments par l'infirmier. Il précise : « L'infirmier vérifie que le médicament, produit ou dispositif médical délivré est conforme à la prescription. Il contrôle également son dosage ainsi que sa date de péremption. Il respecte le mode d'emploi des dispositifs médicaux utilisés. » L'article R.4312-42 décrit l'activité infirmière au regard de la prescription :

> *« applique et respecte... »*

L'apposition de ces deux verbes semble réduire à néant toute initiative personnelle et confiner l'infirmier(ère) dans un rôle d'exécution de tâches. Le Code de déontologie des infirmiers paru le

[10] Dans le temps précédant immédiatement l'administration.

25 novembre 2016 par décret n° 2016-1605 reconnaît l'expertise infirmière face à la prescription médicale puisqu'il préconise la possibilité de recueillir « un complément d'information chaque fois qu'il le juge utile, notamment s'il est insuffisamment éclairé ». De plus, « si l'infirmier a un doute sur la prescription, il la vérifie auprès de son auteur ou, en cas d'impossibilité, auprès d'un autre membre de la profession concernée. En cas d'impossibilité de vérification et de risques manifestes et imminents pour la santé du patient, il adopte, en vertu de ses compétences propres, l'attitude qui permet de préserver au mieux la santé du patient, et ne fait prendre à ce dernier aucun risque injustifié ». Enfin, deux autres articles extraits de la déontologie des infirmiers stipulent notamment :

- article R.4312-10 : « L'infirmier agit en toutes circonstances dans l'intérêt du patient... » ;
- article R.4312-32 : « L'infirmier est personnellement responsable de ses décisions ainsi que des actes professionnels qu'il est habilité à effectuer ».

Cette situation d'exécutant de soins, définie par un autre acteur, ne retire pas à l'infirmier(ère) sa responsabilité car, par sa formation, il (elle) a acquis les compétences nécessaires et il (elle) est capable d'exercer une fonction de sécurité vis-à-vis du patient à qui s'adresse la prescription. Les articles R.4312-10 et R.4312-41 confirment précisément cette approche puisque le premier invite l'infirmier(ère) à s'interroger « en toutes circonstances » sur « l'intérêt du patient » alors que le deuxième précise les rapports avec le médecin et vise la communication de « toute information en sa possession susceptible de concourir à l'établissement du diagnostic, ainsi que de permettre la meilleure adaptation du traitement ou de la prise en charge ». Il en résulte, par exemple, que l'infirmier(ère) qui a connaissance d'une allergie d'un patient à l'encontre d'une molécule médicamenteuse doit obligatoirement informer le médecin qui aurait prescrit cette molécule et surseoir à l'exécution du traitement.

Enfin, toujours dans le cas d'administration de médicaments, l'infirmier(ère) ne peut faire état de méconnaissance en rapport avec le caractère nouveau ou inhabituel d'un traitement car :

- d'une part, l'article R.4312-46 de la déontologie des infirmiers précise que : « Pour garantir la qualité des soins qu'il dispense et la sécurité du patient, l'infirmier a le devoir d'actualiser et de perfectionner ses compétences. Il prend toutes dispositions nécessaires pour respecter ses obligations en matière de développement professionnel continu » ;
- et d'autre part, l'article R.4312-42 stipule : « Il demande au prescripteur un complément d'information chaque fois qu'il le juge utile, notamment s'il estime être insuffisamment éclairé. Si l'infirmier a un doute sur la prescription, il la vérifie auprès de son auteur ou, en cas d'impossibilité, auprès d'un autre membre de la profession concernée. En cas d'impossibilité de vérification et

de risques manifestes et imminents pour la santé du patient, il adopte, en vertu de ses compétences propres, l'attitude qui permet de préserver au mieux la santé du patient, et ne fait prendre à ce dernier aucun risque injustifié ».

Cet extrait de l'article R.4312-42 encadre précisément l'activité infirmière au regard de la prescription médicale (l'infirmier[ère] n'est pas autorisé[e] à modifier/corriger une prescription médicale de sa propre initiative) mais, en aucun cas, il n'exonère l'infirmier(ère) de ses responsabilités envers le patient (il est de son devoir de valider auprès du prescripteur toute consigne pouvant porter préjudice au patient).

Selon l'article 13 de l'arrêté du 6 avril 2011, l'administration des médicaments doit être réalisée par du personnel autorisé à cette mission et défini réglementairement. Il précise également les vérifications qui doivent être réalisées au préalable :

- identité du patient et des médicaments à administrer, au regard de la prescription médicale;
- date de péremption des médicaments et leur aspect;
- mode d'administration.

Il ajoute également qu'en cas de reconstitution, celle-ci doit être réalisée extemporanément selon les caractéristiques du produit et les protocoles d'administration écrits et validés. Enfin, toute administration de médicament est l'objet d'une traçabilité (dose et heure) réalisée au moment de l'administration. Cette transcription se fait sur le support de prescription sans retranscription de celle-ci. L'absence d'administration fait également l'objet d'une transcription et le médecin ainsi que le pharmacien en sont informés. Enfin, il est précisé que le patient ne doit pas avoir à sa disposition d'autres médicaments que ceux prescrits et que la gestion du traitement personnel des patients doit faire l'objet d'une définition.

Le guide de la qualité de la prise en charge médicamenteuse de février 2012 ajoute quelques éléments de formulation complémentaires :

- concordance entre la prescription et l'état clinique du patient;
- qualité des médicaments : aspect général, intégrité de l'emballage, date de péremption, conditions de conservation;
- enregistrement de l'administration du médicament avec nom, forme, dose, voie d'administration, date, heure, soluté de perfusion, durée et date d'arrêt s'il y a lieu, difficultés ou absence de prise, signature, etc.

S'il s'agit d'un traitement à reconstituer, le guide de la qualité précise les points suivants :

- prélèvement ou cueillette des médicaments par patient;
- calcul et vérification des calculs;
- contrôle de compatibilité solvants/produits, notamment pour les médicaments injectables;
- reconstitution;
- identification et étiquetage des doses, etc.

Ces éléments réglementaires impliquent deux conséquences. Il appartient au médecin prescripteur d'assurer la rédaction de son ordonnance d'une part et, d'autre part, la procédure retenue pour l'administration doit permettre d'éviter la retranscription par l'infirmier(ère).
Dans le cadre de la mise en œuvre, l'infirmier(ère) vérifie la concordance entre la prescription et le médicament préparé. Il se renseigne auprès du prescripteur en cas de doute ou de prescription incomplète.
L'ensemble de ces recommandations tend à conférer la pleine responsabilité de ses actes à l'infirmier(ère) à partir du moment où il lui appartient d'aller à la recherche d'information complémentaire et qu'il n'a pas à se substituer à l'insuffisance du système ou du prescripteur par la mise en œuvre d'un dispositif palliatif.
De même, la reconstitution des médicaments, le cas échéant, doit être réalisée extemporanément, ce qui interdit toute préparation préalable par un collègue. Ainsi, le professionnel qui assure la reconstitution réalise l'administration du traitement.
L'administration en elle-même doit comporter différents temps susceptibles de garantir la sécurité de l'acte comme :

- vérifier l'identité du patient;
- le questionner sur une éventuelle allergie au médicament;
- apprécier le niveau d'autonomie du patient et sa compréhension des modalités d'administration;
- respecter les vitesses d'injection intraveineuse;
- respecter les règles d'hygiène et de sécurité.

Toute administration de médicaments, y compris ceux ayant fait l'objet d'une prescription conditionnelle, doit faire l'objet d'un enregistrement en temps réel.
Les items enregistrés sont les suivants :

- la dénomination commune du médicament;
- la dose, les modalités de reconstitution et de dilution;
- la date et l'heure d'administration;
- les sites d'injection;
- le numéro de lot pour certains médicaments;
- la cause de non-administration.

Enfin, le patient bénéficie d'une surveillance thérapeutique qui fait l'objet d'une traçabilité dans son dossier, voire au centre régional de pharmacovigilance en cas d'effets indésirables graves ou inattendus (non décrits dans le résumé des caractéristiques du produit). Il bénéficie d'une information sur le traitement délivré et, pour les malades chroniques, d'une éducation thérapeutique.
Toutes ces recommandations mentionnées dans la fiche thématique de la Haute Autorité de santé ont pour but d'introduire de la rigueur dans le circuit du médicament afin d'en augmenter son seuil de sécurité et faire de chaque professionnel impliqué un vecteur de sécurité plutôt qu'une source d'erreurs potentielles en lien avec la complexité des interfaces.

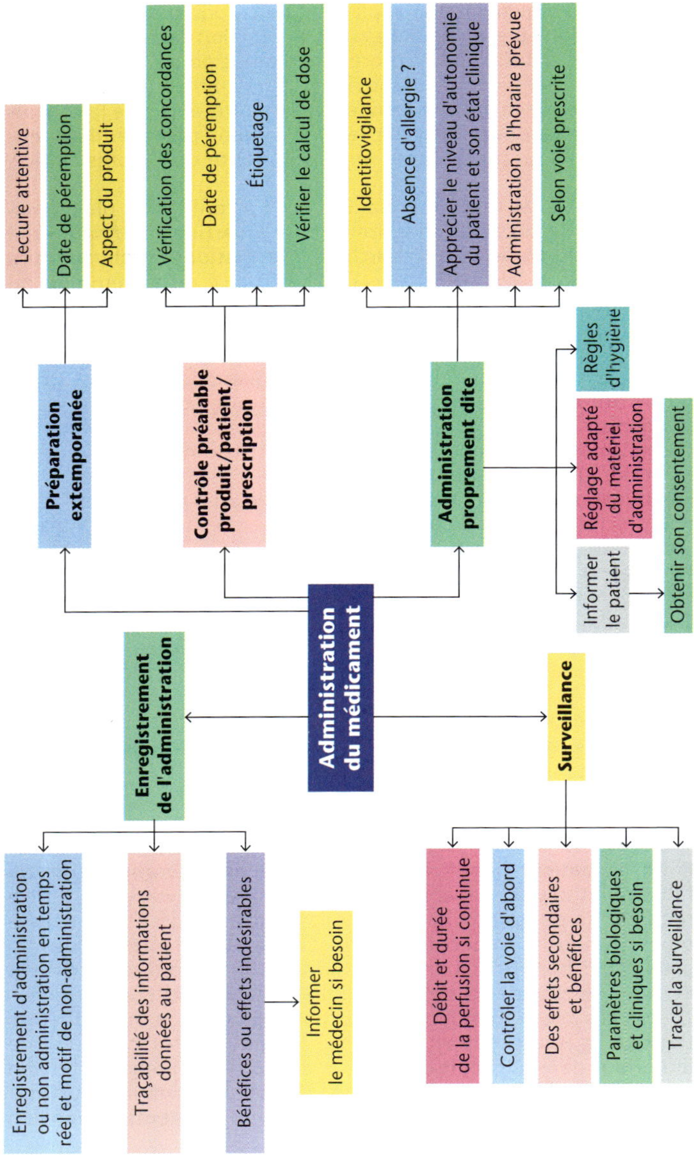
Administration du médicament
Préparation extemporanée
Lecture attentive
Date de péremption
Aspect du produit
Contrôle préalable produit/patient/prescription
Vérification des concordances
Date de péremption
Étiquetage
Vérifier le calcul de dose
Administration proprement dite
Identitovigilance
Absence d'allergie ?
Apprécier le niveau d'autonomie du patient et son état clinique
Administration à l'horaire prévue
Selon voie prescrite
Règles d'hygiène
Réglage adapté du matériel d'administration
Informer le patient
Obtenir son consentement
Enregistrement de l'administration
Enregistrement d'administration ou non administration en temps réel et motif de non-administration
Traçabilité des informations données au patient
Bénéfices ou effets indésirables
Informer le médecin si besoin
Surveillance
Débit et durée de la perfusion si continue
Contrôler la voie d'abord
Des effets secondaires et bénéfices
Paramètres biologiques et cliniques si besoin
Tracer la surveillance

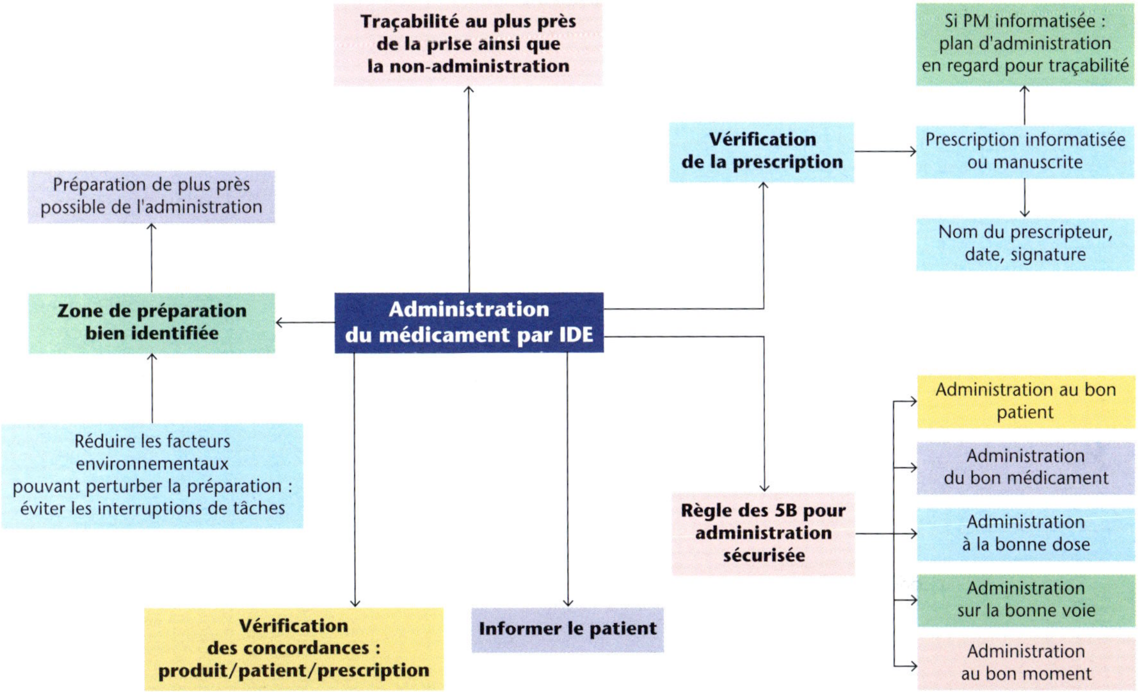
Traçabilité au plus près de la prise ainsi que la non-administration
Préparation de plus près possible de l'administration
Zone de préparation bien identifiée
Réduire les facteurs environnementaux pouvant perturber la préparation : éviter les interruptions de tâches
Administration du médicament par IDE
Vérification de la prescription
Prescription informatisée ou manuscrite
Si PM informatisée : plan d'administration en regard pour traçabilité
Nom du prescripteur, date, signature
Règle des 5B pour administration sécurisée
Administration au bon patient
Administration du bon médicament
Administration à la bonne dose
Administration sur la bonne voie
Administration au bon moment
Vérification des concordances : produit/patient/prescription
Informer le patient

Responsabilité du cadre de santé

L'article R.4312-36 du Code de la santé publique relatif à la déontologie des infirmiers définit la fonction du cadre de santé :

> *« L'infirmier ou l'infirmière chargé d'un rôle de coordination et d'encadrement veille à la bonne exécution des actes accomplis par les personnes dont il coordonne ou encadre l'activité, qu'il s'agisse d'infirmiers, d'aides-soignants, d'auxiliaires de puériculture, d'aides médico-psychologiques, d'étudiants en soins infirmiers ou de toute autre personne placée sous sa responsabilité. »*

Cet article met en avant la fonction de contrôle du cadre de santé en ce qui concerne l'exécution des soins. Les procédures de mise en œuvre des prescriptions médicales sont donc directement sous sa responsabilité.
Actuellement, le décret n° 2012-1466 du 26 décembre 2012, portant statut particulier du corps des cadres de santé paramédicaux de la fonction publique hospitalière, définit à ses articles 3 et 4 les attributions des infirmiers cadres de santé et cadres supérieurs de santé comme :

> *« Des fonctions correspondant à leur qualification et consistant à encadrer des équipes dans les pôles d'activité clinique… »*

Il apparaît que ces derniers restent responsables « de l'organisation de l'application de la prescription médicale » en tant que « … fonctions correspondant à leur qualification… ».
En conséquence, le cadre de santé supervise le personnel infirmier chargé de la mise en œuvre des prescriptions médicamenteuses. Il veille à leur bonne exécution et s'assure des conditions dans lesquelles elles sont réalisées.
De plus, l'article 13 de l'arrêté du 6 avril 2011 positionne le cadre de santé paramédical comme garant de « l'organisation, des dispositifs de rangement des médicaments dans l'unité », en accord avec le pharmacien.
Il est également chargé avec le pharmacien de la définition « des procédures pour les commandes, la réception et les conditions de stockage des médicaments, permettant de sécuriser l'accès aux médicaments détenus ».
Il est consulté sur « la dotation de médicaments dans l'unité ».
Enfin, les conditions de stockage (risque de confusion entre produits, altérations liées aux variations de température ou à l'exposition à la lumière) et d'étiquetage des médicaments font

l'objet de dispositions précises pour qu'ils soient identifiables. Chaque médicament détenu dans l'unité doit avoir sa documentation. Tout ce dispositif doit faire l'objet d'un contrôle par le pharmacien.
Tous ces éléments réglementaires engagent le cadre de santé paramédical à prendre toute disposition pour, notamment :

- limiter les risques d'erreurs :
  - en définissant et adaptant des procédures codifiées et précises pour organiser l'administration des prescriptions médicamenteuses par les infirmier(ère)s au sein de l'unité de soins,
  - en surveillant le respect des procédures de transmissions médecin/pharmacien/infirmier(ère),
  - en s'assurant des compétences de ses collaborateurs : connaissances des traitements, mise à disposition de documentation de référence sur les traitements prescrits dans l'unité, capacité à réaliser des calculs de proportionnalité, aptitude à mettre en œuvre des pratiques professionnelles adaptées à la voie d'injection (injections intramusculaires, sous-cutanées, perfusions...),
  - en veillant à la conservation, au rangement mais aussi aux conditions de commande (globale et anonyme, ou nominative et individualisée) et de stockage des médicaments;
- mettre en place des documents écrits dans le but de valider les actes de soins réalisés et de contribuer à leur traçabilité.

Les articles 11 et 12 de l'arrêté du 31 mars 1999[11] précisent le rôle du cadre de santé dans la détention des médicaments soumis à la réglementation des substances vénéneuses dans une unité de soins. L'article 11 présente et décrit le dispositif de sécurité à mettre en œuvre par le cadre de santé, « en accord avec le pharmacien » pour responsabiliser les soignant(e)s par rapport à la détention des médicaments. Remarquons cependant que, selon la déontologie des infirmiers[12] (art. R.4312-39), c'est à l'infirmier(ère) qu'il incombe de « prendre toutes les précautions en son pouvoir, pour éviter que des personnes non autorisées puissent avoir accès aux médicaments et produits qu'elle est appelée à utiliser dans le cadre de son exercice ». L'article 12 préconise un rôle consultatif pour le cadre de santé dans le cadre de la détermination qualitative et quantitative de la dotation en médicaments de l'unité.

---

11 Arrêté du 31 mars 1999 relatif à la prescription, à la distribution et à l'administration des substances vénéneuses dans les établissements médico-sociaux disposant d'une pharmacie à usage.

12 Articles R.4312-1 à R.4312-92 du Code de la santé publique relatifs à la déontologie des infirmiers.

Responsabilité des étudiants en soins infirmiers au cours de leurs stages

Il est important de rappeler que selon l'article L.4311-12 par dérogation à l'article L.4311-2 du Code de la santé publique :

> *« L'exercice de la profession d'infirmier(ère) est permis [...] aux étudiants préparant le diplôme d'État pendant la durée de leur scolarité, mais seulement dans les établissements ou services agréés pour l'accomplissement des stages. »*

Cette remarque essentielle appelle plusieurs réflexions. La première est de rappeler aux étudiants en soins infirmiers mais aussi aux employeurs potentiels et aux personnels des équipes de soins l'obligation, pour tout étudiant infirmier, d'un devoir de réserve quant à l'exercice des soins infirmiers sur prescription médicale lorsque celui-ci est employé pour assurer des remplacements lors de périodes de vacances. En effet, la tentation est grande, devant la charge de travail, la compétence identifiée éventuellement lors d'un précédent stage en tant qu'étudiant en soins infirmiers mais aussi la demande d'apprendre de l'intéressé, de confier à cet agent, avec un statut aide-soignant, la réalisation d'actes infirmiers comme des prescriptions médicales. En aucun cas, cet agent dans cette position ne peut bénéficier de la dérogation à l'article L.4311-2 du Code la santé publique. Il s'expose à un exercice illégal de la profession d'infirmier(ère).

L'étudiant, en situation de formation, a les mêmes obligations qu'un professionnel en exercice. L'article R.4312-1 du Code de la santé publique rappelle d'emblée que la déontologie des infirmiers s'impose aussi « ... aux étudiants en soins infirmiers mentionnés à l'article L.4311-12 ». En conséquence, sur le plan de l'exercice de ses responsabilités dans le cadre de ses activités professionnelles en stage, un étudiant en soins infirmiers est engagé selon les mêmes conditions qu'un professionnel infirmier diplômé. D'où l'importance pour celui-ci de ne réaliser que des soins en fonction des enseignements reçus et de son niveau de compétence. Mais aussi de veiller à effectuer les actes qui présentent un risque pour le patient exclusivement en présence et sous le contrôle d'un infirmier diplômé, conformément aux recommandations de la circulaire DGS/SDO n° 05-92 du 9 décembre 1992.

Enfin, l'organisme gestionnaire dont dépend l'IFSI a l'obligation d'assurer les étudiants contre les risques professionnels et en responsabilité civile conformément à l'article L.412-8 du Code de la sécurité sociale. Cette assurance ne couvre les intéressés que dans le cadre des stages en lien avec leur formation et agréés par l'institut. En cas d'exercice professionnel en dehors de cette situation, l'étudiant ne bénéficie d'aucune couverture en responsabilité civile. Il peut être, le cas échéant, assuré par son employeur. Cette assurance est alors conforme aux actes autorisés selon l'emploi tenu. Ce dernier ne pouvant être, en tout état de cause, celui d'infirmier pour les raisons évoquées précédemment.

Il n'en reste pas moins que l'étudiant en soins infirmiers a des obligations liées à son statut qui peuvent avoir un retentissement sur sa responsabilité dans l'administration des prescriptions médicales.

En ce qui concerne les stages, selon l'article 13 de l'arrêté du 31 juillet 2009 modifié relatif aux autorisations des instituts de formation préparant au diplôme d'infirmier et à l'agrément de leur directeur, ils sont choisis par le directeur de l'IFSI et le conseil pédagogique est consulté sur la liste des terrains choisis. De plus, l'étudiant en soins infirmiers doit obligatoirement être présent aux travaux dirigés et aux stages selon le programme des études conduisant au diplôme d'État d'infirmier (article 41 de l'arrêté du 31 juillet 2009 relatif au diplôme d'État d'infirmier). Enfin, le règlement intérieur type des instituts de formation en soins infirmiers stipule dans son chapitre III — Obligation des étudiants —, paragraphe sur les stages :

> *« Les étudiants doivent pendant les stages, observer les instructions des responsables des structures d'accueil. Ils sont tenus aux mêmes obligations que le personnel de la structure d'accueil, notamment au secret professionnel et à la discrétion professionnelle.*
> *Les absences injustifiées sont passibles de sanctions disciplinaires. »*

Il ressort des dispositions suivantes que le stage de l'étudiant s'inscrit comme un partage de responsabilité entre le directeur de l'IFSI, qui procède à l'affectation des étudiants, et le responsable du terrain chargé d'accueillir l'étudiant. À ce titre, il appartient à ce dernier de prendre toute disposition pour assurer un apprentissage des pratiques professionnelles en toute sécurité par la possibilité de dispenser des soins infirmiers.

Par ailleurs, selon les articles 10 et 11 de l'arrêté du 21 avril 2007 modifié relatif aux conditions de fonctionnement des instituts de formation paramédicaux :

« Les étudiants ayant accompli des actes incompatibles avec la sécurité des personnes prises en charge » relèvent du conseil pédagogique. Celui-ci, après examen de la situation, propose une des possibilités suivantes :

- « soit autoriser l'étudiant à poursuivre sa scolarité... ;
- soit soumettre l'étudiant à une épreuve théorique, soit le soumettre à une épreuve pratique complémentaire sous la responsabilité du tuteur... À l'issue de cette épreuve, le directeur de

l'institut décide de la poursuite de la formation ou de l'exclusion définitive de l'institut de formation;
- soit exclure l'étudiant de l'institut de façon temporaire ou définitive ».

De plus, selon l'article 19 du même arrêté :

> *« Le conseil de discipline émet un avis sur les fautes disciplinaires. Il peut proposer les sanctions suivantes :*
> *– avertissement;*
> *– blâme;*
> *– exclusion temporaire d'une durée maximale d'une semaine;*
> *– exclusion définitive de l'étudiant de l'institut de formation.*
> *La sanction est prononcée de façon dûment motivée par le directeur de l'institut de formation. Elle est notifiée par écrit à l'étudiant, dans un délai maximal de cinq jours après la réunion du conseil de discipline... »*

Il résulte de ces extraits qu'une erreur dans la réalisation d'un calcul de doses peut avoir des conséquences sur la poursuite de sa formation pour l'étudiant. Cette erreur doit être appréciée par le directeur de l'IFSI. S'il estime qu'elle est la conséquence d'une inaptitude théorique, l'étudiant relève du conseil pédagogique et risque une exclusion définitive. S'il estime qu'elle constitue une faute disciplinaire ou un acte incompatible avec la sécurité des malades, l'étudiant relève alors du conseil de discipline.

Chapitre 2

Prescription médicale et soins infirmiers

Dans le cadre de l'exercice professionnel, la première difficulté rencontrée réside principalement dans le fait que le problème n'est pas exprimé explicitement. L'infirmier doit le situer précisément dans un contexte en fonction de la spécificité de son exercice professionnel.

Il convient ici de rappeler le rôle de chacun des principaux acteurs du système de santé en France. Les différentes catégories de personnels médicaux sont autorisées à prescrire, les pharmaciens dispensent en fonction de la prescription et enfin les personnels paramédicaux administrent les soins prescrits conformément aux articles suivants du Code de la santé publique :

- articles R.4312-1 à R.4312-92 relatifs à la déontologie des infirmiers;
- articles R.4311-1 à R.4311-15 relatifs aux actes professionnels et à l'exercice de la profession d'infirmier.

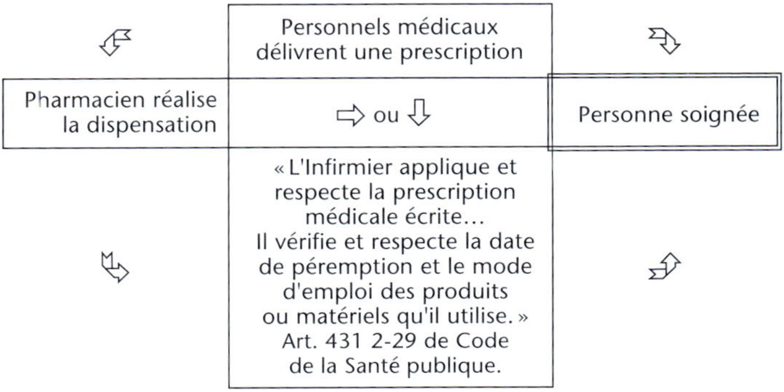

Illustrations du schéma précédent

Exemple 1

« Restez à jeun avant un examen. »

→ Prescription adressée directement à la personne soignée.

Guide du calcul de doses et de débits médicamenteux

Exemple 2
«Glicazide (Diamicron — sulfamide hypoglycémiant) —
2 comprimés par jour — Matin et soir.»
→ *Prescription délivrée par le médecin et dispensée par le pharmacien à la personne soignée.*

Exemple 3
«Nadroparine calcique 0,3 ml (Fraxiparine — anticoagulant) — **Une injection sous-cutanée quotidienne.»**
→ *Prescription délivrée par le médecin, dispensée par le pharmacien et administrée par l'infirmière.*

Exemple 4
«Réaliser un enregistrement d'électrocardiogramme en postopératoire.»
→ *Prescription délivrée par le médecin et appliquée par l'infirmière.*

Problème professionnel dans l'exercice infirmier

Le cadre législatif et réglementaire de la profession permet de mettre en évidence deux grands types de situations dans l'exercice infirmier faisant appel à des concepts mathématiques :

- le calcul de doses et de débits des produits médicamenteux sur prescription médicale;
- le calcul des dilutions pour réaliser les solutions nettoyantes (ou détergentes) et antiseptiques (ou désinfectantes) à partir des indications du fabricant.

Calculs de doses et de débits des produits médicamenteux

Description de la prescription médicale

À l'interface des professions médicales et paramédicales se situe la prescription médicale. Cette forme de délégation nécessite une grande précision afin d'éviter toute interprétation des informations et consignes transmises.
Ainsi, en ce qui concerne les soins infirmiers, en fonction de l'article R.4311-6 du Code de la santé publique relatif aux actes professionnels, cette commande doit être :

écrite, qualitative, quantitative, datée et signée par un médecin.

De plus, elle ne peut porter que sur certains actes ou soins infirmiers définis par le législateur, notamment aux articles R.4311-6, 7, 8 (voire 10 et 13 : conditions particulières).

Nous nous limiterons à la spécificité des prescriptions médicamenteuses et de produits d'origine humaine, puisque ce sont les seuls à faire appel à des concepts mathématiques dans leur mise en œuvre.

Caractéristiques de la prescription de produits médicamenteux et d'origine humaine

Informations concernant le médicament

Nom de la spécialité pharmaceutique

Il s'agit, en général, d'un produit industriel prêt à l'emploi qui contient un ou plusieurs principes actifs. Il ne faut pas confondre :

- *le nom de la spécialité pharmaceutique* qui représente l'appellation donnée par le laboratoire pharmaceutique à son produit;
- avec *la « dénomination commune internationale »* (DCI) qui représente le nom du ou des principes actifs de ladite spécialité.

Exemple
Doliprane : nom de spécialité
Paracétamol : DCI
Doliprane est le nom de la spécialité pharmaceutique des laboratoires Aventis Pharma, et paracétamol est la dénomination commune internationale du principe actif.

Forme et présentation

Souvent, une même spécialité pharmaceutique est commercialisée sous plusieurs formes. Il est donc important de recueillir des informations sur la présentation prescrite de la spécialité pharmaceutique car cela conditionne la voie d'administration à utiliser. Le choix dépend des capacités du patient et peut avoir un retentissement sur la pharmacocinétique du traitement (absorption — distribution — métabolisme — élimination).

Exemple
Doliprane, analgésique-antipyrétique (Paracétamol) — forme orale comportant trois types de présentation : comprimé (blanc); poudre pour solution buvable (blanche); comprimé effervescent (blanc).

Voie d'administration

C'est l'endroit, le site par lequel la spécialité pharmaceutique pénètre dans l'organisme. Il existe de nombreuses voies pour administrer un médicament.
Cette diversité de voies entraîne une présentation sous différentes formes des spécialités pharmaceutiques afin de s'adapter aux besoins thérapeutiques. La voie d'administration retentit considérablement sur la résorption du principe actif (phase pharmacocinétique) dans l'organisme.

Exemple
Doliprane, analgésique-antipyrétique (Paracétamol) — voie : voie orale, voie rectale.

Dosage

Souvent, une spécialité pharmaceutique est commercialisée sous plusieurs dosages afin d'adapter au plus juste la dispensation en fonction des besoins du patient concerné. Le dosage est exprimé en quantité de principe actif par unité de traitement (fonction de la forme de la spécialité pharmaceutique : mg ou g, ml, UI [unité internationale]...).

Exemple
Doliprane, analgésique-antipyrétique (Paracétamol) — forme orale — présentation : poudre orale en sachets — dosages : sachets à 100 mg, sachets à 150 mg, sachets à 300 mg...

Dose

C'est la quantité de spécialité pharmaceutique déterminée, prescrite par un médecin, à administrer à un patient, exprimée en unités de poids ou en unité(s) de traitement pour chaque prise.

Exemple
Tranxène — anxiolytique (Clorazépate dipotassique) : nom de la spécialité pharmaceutique. Forme : injectable; présentation : lyophilisat pour usage parentéral et ampoule de solvant; voie d'administration : intramusculaire; dosage : 20 mg/2 ml; ***dose prescrite pour une prise*** *: 20 mg.*

Posologie

Ce sont les indications relatives à la conduite du traitement dans le temps. La posologie d'une spécialité pharmaceutique précise le nombre de prises quotidiennes, le moment de chaque prise souvent par référence aux principaux repas de la journée (pré-, per-, post-prandial), l'espacement entre chacune des prises et enfin la durée globale d'administration du traitement. Elle est spécifique pour chaque patient.

Exemple
Acide tiaprofénique — anti-inflammatoire non stéroïdien (Surgam) : nom de la spécialité pharmaceutique. Forme : comprimé; présentation : comprimés sécables; voie d'administration (déduite en fonction de la présentation) : orale; dosage : comprimé à 100 mg; dose prescrite par jour : 300 mg; ***posologie*** *: en trois prises réparties au cours des repas pendant une semaine; mode d'administration : les comprimés doivent être avalés ou dissous dans un grand verre d'eau.*

Autres informations

Informations concernant le patient

Le prescripteur doit identifier clairement le patient auquel il adresse sa prescription. Celle-ci porte mention des **nom**, **prénom**,

sexe et **âge** du malade, afin que chaque professionnel puisse s'assurer de l'identité du bénéficiaire de cette prescription. Si besoin, **le poids** et **la taille** du patient sont précisés.

Informations complémentaires

Le prescripteur doit être identifiable et, par sa signature, il atteste de la validité de la prescription.
La date d'émission permet de situer la prescription en fonction de l'évolution de la situation du patient.

Pourquoi réaliser des calculs de doses et de débits ?

La prescription médicale est nominative, c'est-à-dire qu'elle s'adresse spécifiquement à une personne dans une situation bien précise, à un instant donné. Il s'agit d'une commande personnalisée, comportant un grand nombre d'informations et celles-ci sont autant de variables dépendantes de la personne soignée (âge, poids, taille, sexe...), de sa situation (pathologie, antécédents, terrain...). Sur un plan pratique, il est donc impossible à l'industrie pharmaceutique de répondre aux différents besoins en adaptant spécifiquement ses conditionnements.
En conséquence, l'infirmier(ère), professionnel(le) chargé(e) d'administrer les prescriptions médicales de produits médicamenteux, est amené(e) à réaliser les adaptations nécessaires, à partir des conditionnements pharmaceutiques, pour appliquer scrupuleusement la prescription. Cet exercice fait appel, pour une part, à des opérations et concepts mathématiques. Mais, pour une autre part, il nécessite aussi des capacités de compréhension des situations professionnelles et de raisonnement à partir des informations identifiées dans ces situations.

Calcul des dilutions

Champ d'exercice professionnel

L'infirmier(ère) réalise la dilution des produits de plusieurs catégories dans le cadre de son exercice professionnel :

- **les antiseptiques :** produits ayant une action bactéricide et/ou bactériostatique sur les micro-organismes, réservés à l'usage clinique (peau, muqueuses) ;
- **les désinfectants ou décontaminants :** produits ayant une action bactéricide et/ou bactériostatique sur les micro-organismes, réservés aux milieux inertes (surfaces, matériel, environnement) ;
- **les nettoyants ou détergents :** produits destinés à éliminer les salissures et les micro-organismes par action mécanique.

Cas particulier : **les traitements médicamenteux :** il ne s'agit pas ici d'une dilution d'un principe actif dans un solvant mais de la reconstitution d'une solution thérapeutique en vue de son administration extemporanée.

Ces dilutions sont encadrées par des normes très précises édictées par les industriels et relayées par des protocoles ou des prescriptions médicales. Le respect de ces normes assure l'emploi des produits concernés dans les meilleures conditions en fonction des effets recherchés.
Une dilution avec des proportions trop faibles de désinfectant ne permet pas une décontamination efficace du matériel souillé. Ce dernier peut donc être responsable de la propagation d'agents infectieux. N'en concluez pas qu'une dilution avec des proportions trop élevées de désinfectant assure une efficacité sans danger. En effet, en plus du coût financier, cette dilution peut être dommageable pour le matériel, voire pour les humains (patients ou soignants) selon l'action chimique du produit.
L'infirmier(ère) cherche donc à préparer ces différentes solutions avec la double préoccupation :
- de respecter les dilutions préconisées;
- de préparer la quantité estimée nécessaire (fonction de la durée de vie de la solution diluée).

Informations caractéristiques

Caractéristiques d'une solution

Une solution est constituée d'un produit actif et d'un solvant en un mélange homogène et liquide. Initialement, le produit actif peut être sous forme :
- solide. Exemple : **Alkazyme** (détergent décontaminant); ou
- liquide. Exemple : **Ampholysine Plus** (détergent décontaminant).

Le solvant est une substance capable de dissoudre (solide) ou de diluer (liquide). Le solvant peut être de différentes natures. Lors des dilutions pour réaliser des solutions antiseptiques, désinfectantes et/ou nettoyantes, le solvant utilisé est l'eau. On parle alors de solution aqueuse.
Lors de la réalisation des solutions aqueuses, nous veillerons à respecter les conditions indiquées par le fabricant :
- **la température du solvant :** il peut s'agir d'eau froide comme dans le cas de l'eau de Javel ou d'eau tiède pour le Septivon (solution pour nettoyage et antisepsie de la peau et des muqueuses);
- **la qualité du solvant :** il peut s'agir d'eau du robinet comme dans le cas de l'eau de Javel ou d'eau stérile pour irrigation lors de préparation d'une solution antiseptique comme Hibiscrub;
- **la durée de vie de la solution :** elle est fonction des conditions de conservation, de l'intensité de son utilisation (bain de décontamination du matériel médico-chirurgical), de la volatilité ou de la stabilité du produit actif dans le solvant (chlore dans l'eau javellisée).

Coefficient de dilution

Pour réaliser la dilution d'un produit actif, nous devons identifier nécessairement la condition préconisée par le fabricant. Cette condition peut être exprimée de différentes façons :

- **en pourcentage :** il indique alors le volume de produit actif pour 100 volumes de solution totale ;

Exemple
Ampholysine Plus (détergent décontaminant) à diluer à 0,5 % dans de l'eau froide.

- **en dixième** : il indique alors le volume de produit actif pour 10 volumes de solution totale.

Exemple
Hibiscrub (solution pour nettoyage et antisepsie de la peau et des muqueuses) à diluer au 1/10e dans de l'eau stérile pour irrigation.

Nous constatons qu'il s'agit, en fait, toujours d'un rapport (fraction) où :

- le numérateur représente le volume de produit actif pur ;
- le dénominateur représente le volume de solution totale après dilution avec le solvant.

Ce rapport constitue le coefficient de dilution, il convient de le multiplier par le volume final de solution diluée souhaitée pour connaître le volume de produit actif concentré initial.

Chapitre 3

Exercices et analyses de cas corrigés

3.1 Calcul de doses pas à pas

Nous vous proposons d'aborder une démarche méthodologique de résolution des problèmes professionnels en sept étapes :

- première étape : comprendre la situation;
- deuxième étape : sélectionner et trier les informations;
- troisième étape : reconnaître le principe de proportionnalité;
- quatrième étape : choisir une méthode de résolution;
- cinquième étape : effectuer les opérations;
- sixième étape : énoncer précisément le résultat;
- septième étape : valider le résultat.

Ultérieurement, nous associerons à cette démarche des situations professionnelles représentatives que nous analyserons et pour lesquelles nous apporterons une méthode de résolution. Le but de cette organisation est de vous permettre de vous approprier la démarche. Mais, si ce but vous paraît trop ambitieux, vous pourrez toujours utiliser chacun des exemples comme modèle et reproduire pas à pas la méthode.

Première étape : comprendre la situation

C'est certainement l'étape essentielle. Elle est d'autant plus complexe que, dans la réalité professionnelle, le problème n'est pas formulé explicitement.

Elle se résume ainsi :

1. **Que faut-il faire ?**
2. **Comment faut-il le faire ?**
3. **Avec quoi faut-il le faire ?**

Que faut-il faire ?

Nous pouvons décomposer une situation « calcul de doses » en un ou plusieurs problèmes simples.

Chaque problème simple pourra toujours être formulé d'une des façons suivantes.

Calculer une dose de produit médicamenteux

Exemple

***Vous devez administrer la prescription médicale suivante : Chloroquine** (Nivaquine — antipaludique) — 150 mg, par voie intramusculaire.*

Présentation du produit :
***Chloroquine**, solution injectable dosée à 100 mg par ampoule de 2 ml.*

Réaliser une dilution

Exemple
Vous devez administrer la prescription médicale suivante :
Bétadine dermique diluée au 1/10e avec de l'eau stérile pour irrigation des plaies. 100 ml de solution de Bétadine à préparer.
Présentation du produit :
Bétadine dermique (antiseptique), flacon de 125 ml.

Calculer la quantité de principe actif en fonction du poids du patient

Exemple
Vous devez administrer la prescription médicale suivante :
***Acide acétylsalicylique** (Aspégic — antalgique, antipyrétique) — 250 mg, 10 mg/kg de poids par prise, 6 fois par jour.*
Poids du patient : 25 kg.
Présentation du produit :
***Acide acétylsalicylique**, sachet de poudre orale dosé à 250 mg.*

Réaliser une commande de pharmacie

Exemple
Vous devez administrer la prescription médicale suivante :
***Phénoxyméthylpénicilline** (Oracilline — antibiotique antibactérien) — 8 cuillères-mesures de suspension à 250 000 UI (unités internationales)/5 ml par jour pendant 10 jours.*
Présentation du produit :
***Phénoxyméthylpénicilline**, suspension buvable à 250 000 UI/5 ml : flacon de 120 ml avec une cuillère-mesure de 5 ml (soit 24 cuillères-mesures).*

Calculer un débit

Exemple
Vous devez administrer la prescription médicale suivante :
***Clinoléic** — 500 ml, par voie intraveineuse, sur 18 heures.*
Présentation du produit :
***Clinoléic** (nutrition parentérale), émulsion injectable à 20 % pour perfusion, flacon de 500 ml. Perfuseur standard : 1 ml = 20 gouttes.*

Planifier un traitement

Exemple

Vous devez administrer la prescription médicale suivante :
***Kétoprofène** (Profénid — anti-inflammatoire non stéroïdien)*
300 mg en 3 perfusions intraveineuses lentes dans 125 ml de soluté isotonique de chlorure de sodium chacune.
Présentation du produit :
***Kétoprofène**, solution à diluer pour perfusion 100 mg/4 ml.*

Exercice d'explication

Vous devez administrer la prescription médicale suivante :
Solution injectable de glucosé 10 % — 250 ml sur 6 heures, par voie intraveineuse.
Présentation du produit :
Glucosé 10 %, solution injectable composée de glucose anhydre 10 g pour 100 ml, soit une teneur en glucose de 555 mmol/L :

- *poche de 250 ml;*
- *poche de 500 ml.*

Dans cet exemple, il s'agit d'un problème simple du type : calculer un débit : 250 ml sur 6 heures.

Comment faut-il le faire ?

Qu'est-ce qui fait qu'une situation « calcul de doses » vous paraît complexe ? La complexité n'est qu'apparente car, en fait, c'est la juxtaposition de problèmes simples (voir « Que faut-il faire ? », plus haut) qui rend la situation difficile à appréhender.
Après avoir identifié les différents problèmes simples, il faut les hiérarchiser pour les résoudre chronologiquement. En effet, la réponse à un *problème simple* constitue, parfois, un élément de donnée du *problème simple* suivant.

Exemple

Vous devez administrer la prescription médicale suivante :
***Époétine bêta** (Neorecormon — antianémique qui stimule l'érythropoïèse) –20 UI/kg de poids par injection sous-cutanée, 3 fois par semaine après chaque hémodialyse.*
Poids du patient : 75 kg.
Présentation du produit :
Époétine bêta, flacon de lyophilisat dosé à 2 000 UI et ampoule de solvant de 1 ml.
Il s'agit ici d'une situation qui associe deux problèmes simples. Il faut d'abord :

- *calculer la quantité de principe actif en fonction du poids du patient;*
- *puis, dans un deuxième temps, calculer une dose de produit médicamenteux en unités de capacité.*

Avec quoi faut-il le faire ?

Il s'agit de choisir la présentation pharmaceutique la plus adaptée en fonction de la prescription.
À partir de notre exemple initial avec la solution de glucosé 10 %, nous prendrons alors la poche de glucosé 10 % d'une contenance de 250 ml. Cette question s'impose dans le cadre de l'exercice professionnel. En effet, en situation de soins, vous aurez souvent à choisir entre différentes présentations d'un même produit.

Deuxième étape : sélectionner et trier les informations

Il s'agit d'identifier précisément l'inconnue et les données. Pour cela, vous devez vous poser les questions suivantes :

- **QU'EST-CE QUE JE RECHERCHE ? (C'EST L'INCONNUE)**
- **QUELLES SONT LES INFORMATIONS UTILES ? (CE SONT LES DONNÉES)**

Traduire les données

Celles-ci ne sont pas toujours des valeurs « chiffrées », comme **proparacétamol** (Pro-Dafalgan — antalgique et antipyrétique) 500 mg, mais des informations descriptives qu'il faut savoir retranscrire.

Exemple

1. ***Bromazépam** (Lexomil — anxiolytique) comprimé quadrisécable : fractionnable en quatre parties égales.*
2. *Dilution d'une solution médicamenteuse volume pour volume : mélange d'un volume de solution médicamenteuse avec le même volume de soluté : **nicardipine chlorhydrate** (Loxen — antihypertenseur) à diluer volume pour volume avec du glucosé 5 %.*

Identifier le dosage de la spécialité

Il s'agit d'une correspondance qui, dans la plupart des cas, met en relation une quantité de principe actif (exprimée en unités de poids) dissoute dans un solide (exprimé en unités thérapeutiques) ou un volume de solution (exprimé en unités de capacité).

Exemple

- ***Zolpidem tartrate** (Stilnox — hypnotique) : 10 mg dans un comprimé sécable.*
- ***Héparine** solution (anticoagulant) : 25000 UI dans un flacon de 5 ml.*
- ***Méthylergométrine maléate** (Méthergin — stimulant des contractions utérines) : 0,2 mg dans une ampoule de 1 ml.*

Unifier l'expression des différentes données

C'est, par exemple, vérifier la correspondance des unités de mesure : si une prescription est formulée en mg de principe actif et une présentation pharmaceutique exprimée en g, c'est à ce niveau qu'il faut penser à convertir les g en mg ou inversement.

Quelles sont les informations inutiles ?

Exemple
Vous devez administrer la prescription médicale suivante :
***Néfopam** (Acupan — analgésique non morphinique)*
— 20 mg en une injection intramusculaire profonde.
Présentation du produit :
***Néfopam,** ampoule de 2 ml dosée à 20 mg –Présentation par boîte de 5 ampoules — Péremption le 27/03/2022.*

Dans l'exemple ci-dessus, les informations inutiles pour calculer la dose de produit médicamenteux en unités de capacité sont :
- la présentation par boîte de 5 ampoules;
- la date de péremption.

Cependant, restez vigilant car ces informations ont une utilité pour respectivement :
- réaliser une éventuelle commande de pharmacie;
- assurer l'administration du produit médicamenteux en toute sécurité.

En situation professionnelle, vous devrez souvent manipuler des présentations pharmaceutiques avec de nombreuses informations à visées multiples.

Exemple
Chlorure de sodium
1. *Solution injectable de chlorure de sodium à 0,9 % — Ampoule de 20 ml, 1 ml = 0,154 mmol de sodium.*
2. *Solution injectable hypertonique de chlorure de sodium à 20 % — Ampoule de 20 ml — 3,4 mEq/ml de sodium.*

Le contenu de ces deux ampoules d'un même produit est différent par sa concentration et, de ce fait, chacun des contenus est utilisé dans des indications particulières :
- solution isotonique pour perfusion d'une substance médicamenteuse dans le cas a (chlorure de sodium à 0,9 %);
- supplémentation de la natrémie par apport de chlorure de sodium dans le cas b (chlorure de sodium à 20 %).

Troisième étape : reconnaître le principe de proportionnalité

Vous devez vous poser la question suivante :
La situation est-elle proportionnelle : oui ou non ?

En règle générale, que ce soit pour :

- calculer une dose de produit médicamenteux;
- calculer un débit;
- réaliser une dilution;
- calculer la quantité de principe actif en fonction de poids du patient;
- répartir une dose globale dans le temps;
- réaliser une commande de pharmacie...

... le principe à respecter sera celui de la proportionnalité. En effet, si l'infirmier(ère) fait varier la quantité de solution (exprimée en unités de capacité) ou le nombre d'unité(s) thérapeutique(s) (exprimé en comprimés, gélules, sachets...) qu'il (elle) administre au patient, alors la quantité de principe actif (exprimée en unités de masse ou unités internationales), contenue dans la spécialité pharmaceutique délivrée à ce patient, varie exactement dans les mêmes proportions.

Exemple

Vous devez administrer la prescription médicale suivante :
Proparacétamol** (Pro-Dafalgan — antalgique et antipyrétique) **–0,75 g en injection intraveineuse directe lente.
Présentation du produit :
Proparacétamol** — Flacon de poudre dosé à **1 g** de chlorhydrate de proparacétamol et ampoule de solvant de **5 ml.
Dans ce type de calcul à réaliser, la situation est-elle proportionnelle ?
On sait qu'une spécialité pharmaceutique fractionnable est considérée, quelle que soit sa forme, comme un produit homogène. C'est-à-dire que le principe actif est réparti de façon équilibrée dans la totalité de la solution. Dans notre exemple, la prescription correspond à une quantité de principe actif (en g) inférieure à la présentation pharmaceutique du produit. En conséquence, la quantité de solution (en ml) à administrer devra diminuer dans un même rapport : la situation est proportionnelle.

Quatrième étape : choisir une méthode de résolution

En présence d'un problème de proportionnalité, nous pouvons engager trois processus de résolution pour aboutir à la solution (voir « Proportionnalité : procédures de résolution », fiche 6, partie 3) :

- le coefficient de proportionnalité;
- la règle de trois;
- le produit en croix.

Reprenons l'exemple précédent :
Prescription médicale de **proparacétamol** (Pro-Dafalgan) — 750 mg.
Résolution :
- **option :** coefficient de proportionnalité :

	Nombre de mg	Nombre de ml
Dosage de la spécialité	1 000	5
Prescription médicale	750	y
Coefficient de proportionnalité	$\otimes \frac{5}{1\,000}$	

$$y = 750 \times \frac{5}{1\,000} = \frac{750 \times 1}{200} = \frac{75}{20} = \frac{15}{4} = 3{,}75 \text{ ml.}$$

- **option :** règle de trois : pour 1 000 mg de **proparacétamol** (Pro-Dafalgan), nous avons 5 ml de solution; donc, pour 1 mg de **proparacétamol,** nous avons 5/1 000e de ml de solution, donc, pour 750 mg de **proparacétamol**, nous avons $\frac{5 \times 750}{1\,000}$.

$$\frac{5 \times 75}{100} = \frac{75}{20} = \frac{15}{4} = 3{,}75 \text{ ml.}$$

- **option :** produit en croix :

	Dosage de la spécialité	Prescription médicale
Nombre de mg	1 000	750
Produit en croix	↖ ↗ ↙ ↘	
Nombre de ml de solution	5	y

Réalisons le produit en croix :
$y \times 1000 = 5 \times 750$

$$y = \frac{5 \times 750}{1000} = \frac{5 \times 75}{100} = \frac{75}{20} = \frac{15}{4} = 3{,}75 \text{ ml.}$$

Cinquième étape : effectuer les opérations

Nous ne nous attarderons pas sur les méthodes pour effectuer les différentes opérations arithmétiques (voir partie 3 : « Fiches de révision »). Cependant, il nous semble important de rappeler quelques consignes destinées à vous faciliter la tâche.

Simplifier

Réalisez toutes les simplifications possibles avant d'effectuer les opérations proprement dites : simplifications au numérateur et au dénominateur d'une fraction (exemple : division des deux termes d'une fraction par 10, 100…). Pour cela, utilisez les propriétés de la multiplication et de la division décrites et illustrées dans la partie 3 : « Fiches de révision ».

Exemple

Vous devez administrer la prescription médicale suivante :
Pénicilline G — 1 750 000 UI, par voie intramusculaire.
Présentation du produit :
Pénicilline G (antibiotique antibactérien), poudre pour usage parentéral dosée à 1 000 000 UI et ampoule d'eau pour préparation injectable de 2 ml.
Résolution
–Option : coefficient de proportionnalité :

	Nombre d'UI	Nombre de ml
Dosage de la spécialité	1 000 000	2
Prescription médicale	1 750 000	y
Coefficient de proportionnalité	↳ ⊗ $\frac{2}{1\ 000\ 000}$ ↰	

$$y = 1750000 \times \frac{2}{1000000} = \frac{175 \times 2}{100} = \frac{350}{100} = \frac{35}{10} = 3,5\,ml.$$

À noter

N'effectuez pas systématiquement les multiplications du numérateur d'une fraction, dans un premier temps, et les divisions ensuite, car vous auriez des nombres importants, parfois avec beaucoup de zéros à manipuler, ce qui est source d'erreur supplémentaire.

Exemple

Vous devez administrer la prescription médicale suivante :
Clinoléic — 500 ml, par voie intraveineuse, sur 18 heures.
Présentation du produit :
Clinoléic (nutrition parentérale), émulsion injectable à 20 % pour perfusion, flacon de 500 ml. Perfuseur standard : 1 ml = 20 gouttes.
Calcul du débit de la perfusion de Clinoléic en gouttes/minute :

$$\frac{500 \times 20}{18 \times 60} = \frac{500 \times 1}{18 \times 3} = \frac{250}{9 \times 3} = \frac{250}{27} \approx 9 \text{ gouttes / min.}$$

Présenter clairement

Quelle que soit la situation (évaluation, urgences, stress professionnel...), il est indispensable de :

- s'installer dans de bonnes conditions : assis, le plus au calme possible;
- se ménager un temps consacré à la réalisation de ce calcul;
- choisir le support approprié (évitez la feuille « pense-bête/multi-fonction/hypersaturée » sortie de la poche);
- écrire largement, sur ce support adéquat, sans surcharge et lisiblement vos équations afin d'éviter des inversions de termes.

Poser clairement les opérations à effectuer

C'est important pour ne pas commettre d'erreur de virgule, de retenue et d'oubli de zéro notamment.

Sixième étape : énoncer précisément le résultat

Unités

Un nombre, une valeur chiffrée, reste sans intérêt s'il n'est pas suivi d'unités. Ce sont les unités qui permettent de quantifier précisément la spécialité pharmaceutique à administrer.

Exemple

- ***5 ml de solution et 5 gouttes de la même solution ne représentent pas une quantité équivalente. Pourtant, la donnée chiffrée initiale est constante : 5.***
- ***10 ml/heure et 10 gouttes/minute (à partir d'un perfuseur standard calibré à 1 ml = 20 gouttes de solution aqueuse) ne représentent pas des débits équivalents. Pourtant, la donnée chiffrée initiale est constante : 10.***
- ***250 mg de*** **dobutamine chlorhydrate** ***(Dobutrex — stimulant cardiaque) et 250 µg de cette même*** **dobutamine** ***ne représentent pas la même quantité de principe actif délivrée.***

À donnée chiffrée initiale constante : 250, la première dose représente 1 000 fois la seconde.

Quelles que soient les équations, les opérations posées, vous devez anticiper les unités de mesures dans lesquelles vous allez exprimer le résultat.

Exercices d'application

1 Vous devez administrer la prescription médicale suivante :
Soluté de chlorure de sodium 0,9 % — 1 L en perfusion sous-cutanée sur 12 heures.

Présentation du produit :
Soluté de chlorure de sodium 0,9 %, poche de 1 L avec un perfuseur standard calibré à 1 ml = 20 gouttes de solution aqueuse.

Sachant que le débit de $\frac{1}{12}$ est exprimé en litre/heure, à quelles unités de débit correspondent les fractions suivantes ?

a) Réponse exprimée en ?

$$\frac{1000}{12}$$

b) Réponse exprimée en ?

$$\frac{1000 \times 20}{12}$$

c) Réponse exprimée en ?

$$\frac{1000 \times 20}{12 \times 60}$$

Réponses

a) ml/heure.
b) gouttes/heure.
c) gouttes/minute.

Résultats décimaux

Si le résultat final est un nombre décimal et que l'exercice professionnel ne vous permet pas d'atteindre cette précision (exemple : débit exprimé en gouttes/minute), vous devez arrondir ce résultat par la valeur réelle directement inférieure ou directement supérieure.

Il est généralement admis d'arrondir **par défaut**, c'est-à-dire au réel directement inférieur, tout nombre décimal dont la valeur située après la virgule est inférieure à 0,50. Et inversement, on arrondit **par excès**, c'est-à-dire au réel directement supérieur, tout nombre décimal dont la valeur située après la virgule est supérieure à 0,50.

Ainsi, dans l'exemple de débit proposé ici, $\frac{1000 \times 20}{12 \times 60} = 27{,}77$ peut être arrondi à 28 gouttes/minute par excès.

Septième étape : valider le résultat

Confirmer le résultat

C'est envisager logiquement ce que vous devez obtenir comme résultat final à partir du dosage de la spécialité pharmaceutique.

Exemple

Vous devez administrer la prescription médicale suivante :
***Clorazépate dipotassique** (Tranxène — anxiolytique) :*
40 mg en injection intramusculaire.
Présentation du produit :
***Clorazépate dipotassique**, flacon de 50 mg et ampoule de solvant de 2,5 ml. La quantité de principe actif prescrite (40 mg) est inférieure à la quantité de principe actif contenue dans la présentation pharmaceutique (50 mg). Par conséquent, en application du principe de proportionnalité, vous devez trouver une quantité de solution à administrer inférieure à 2,5 ml.*
Dans le cas contraire, vérifiez vos équations et vos calculs. Dans le cas d'un résultat envisageable (inférieur à 2,5 ml), vous pouvez passer à la validation suivante.

Encadrer le résultat

C'est situer le résultat final entre deux valeurs :
- celle exprimée par la spécialité pharmaceutique;
- celle prévue par un calcul mental simple.

Reprenons notre exemple sous forme d'un tableau récapitulatif :

		Calcul mental simple : divisez par 2	
	Dosage déduit (proportionnalité)	**Prescription médicale**	**Dosage exprimé sur la spécialité**
Quantité de principe actif en mg	25	40	50
Quantité de solution totale en ml	1,25		2,5
	↑ Encadrement du résultat : valeur inférieure	**Le résultat est : – inférieur à 2,5 ml – entre 1,25 et 2,5 ml**	↑ Encadrement du résultat : valeur supérieure

Nous en déduisons donc que la quantité de solution totale (exprimée en ml) à administrer en fonction de la prescription médicale est comprise entre la valeur inférieure : 1,25 ml et la valeur supérieure : 2,5 ml.
Un autre résultat, en dehors de cette fourchette, ne peut être retenu et doit entraîner la vérification de l'ensemble des opérations mathématiques réalisées.

Comment résoudre un problème simple ?

Synthèse

Première étape : comprendre la situation

1. Que faut-il faire ?
   a) Calculer une dose de produit médicamenteux
   b) Réaliser une dilution
   c) Calculer la quantité de principe actif en fonction du poids du patient
   d) Répartir une dose globale dans le temps
   e) Réaliser une commande de pharmacie
   f) Calculer un débit
   g) Planifier un traitement
2. Comment faut-il le faire ?
3. Avec quoi faut-il le faire ?

Deuxième étape : sélectionner et trier les informations

1. Qu'est-ce que je recherche (c'est l'inconnue) ?
2. Quelles sont les informations utiles (ce sont les données) ?
   a) Traduire les données
   b) Identifier le dosage de la spécialité
   c) Unifier l'expression des différentes données
3. Quelles sont les informations inutiles ?

Troisième étape : reconnaître le principe de proportionnalité

La situation est-elle proportionnelle : oui ou non ?
Si oui : résoudre le problème de proportionnalité

Quatrième étape : choisir une méthode de résolution

- Coefficient de proportionnalité.
- Règle de trois.
- Produit en croix.

Cinquième étape : effectuer les opérations

Sixième étape : énoncer précisément le résultat

Septième étape : valider le résultat

1. Confirmer le résultat.
2. Encadrer le résultat.

Exercices d'application

Avertissement : les exercices proposés ont été retenus pour leur intérêt pédagogique. Cependant, nous nous sommes efforcés de rester le plus proches de la réalité professionnelle.
En outre, les exercices qui suivent ne comportent pas de formulation de question. En effet, dans l'exercice professionnel, c'est la prescription médicale qui initie votre questionnement.

1 Vous devez administrer la prescription médicale suivante

Ceftazidime (Fortum — antibiotique) — 700 mg en une injection intramusculaire.

Présentation du produit :
Ceftazidime — Flacon de 1 g — Volume final : 3 ml — À conserver à température inférieure à 25 °C et à l'abri de la lumière — Péremption le 27/03/2022.

Réponses

Première étape :
Identifier le problème : calculer une dose de produit médicamenteux.
Deuxième étape :
- *Calculer la quantité* (unités de capacité : ml) de solution médicamenteuse de ceftazidime à administrer.
- *Identifier le dosage :* prescription médicale : 700 mg de ceftazidime. Concentration du produit médicamenteux : 1 g dans 3 ml de solution.
- *Unifier l'expression des données :* nous constatons un décalage entre les unités prescrites (mg) et les unités de concentration (g) de la présentation pharmaceutique (voir « Mesures de masse », partie 3, fiche 2). Nous proposons la conversion suivante pour résoudre le problème : 1 g = 1 000 mg.

Troisième étape :
La situation est proportionnelle car la solution de ceftazidime est homogène.
Quatrième étape :
Résoudre le problème de proportionnalité :
Option règle de trois :
- pour 1 g de ceftazidime, nous avons 3 ml de solution ;
- donc, pour 1 000 mg de ceftazidime, nous avons 3 ml de solution ;
- donc, pour 1 mg de ceftazidime, nous avons 3/1 000e de ml de solution ;
- donc, pour 700 mg de ceftazidime, nous avons $\frac{3 \times 700}{1000}$.

Cinquième étape :

$$\frac{3 \times 700}{1000} = \frac{3 \times 7}{10} = \frac{21}{10} = 2{,}1$$

Sixième étape :
Une prescription de 700 mg de ceftazidime correspond à l'injection intramusculaire de 2,1 ml de solution de ceftazidime.
Septième étape :
- *confirmer le résultat :* la prescription médicale de 700 mg de ceftazidime est inférieure à la présentation pharmaceutique : 1 000 mg. Donc la quantité de solution de ceftazidime à administrer est inférieure à 3 ml ;

- *encadrer le résultat :*

		Calcul mental simple : divisez par 2	
	Dosage déduit (proportion-nalité)	Prescription médicale	Dosage exprimé sur la spécialité
Quantité de principe actif en mg	500	700	1 000
Quantité de solution totale en ml	1,5		3
	↓ Encadrement du résultat : valeur inférieure	Le résultat est : — inférieur à 3 ml — entre 1,5 et 3 ml	↓ Encadrement du résultat : valeur supérieure

2 Vous devez administrer la prescription médicale suivante

Sulfate de magnésium — 180 mg en une injection intraveineuse lente –Pour un patient de 55 kg.
Présentation du produit :
Sulfate de magnésium — Présentation en ampoules de 10 ml — Composition par ampoule : solution injectable de sulfate de magnésium dosée à 15 % — 10 ml = 0,608 mmole — Attention : solution hypertonique.

Réponses

Première étape :
Identifier le problème :
Calculer une dose de produit médicamenteux.
Deuxième étape :

- *Calculer la quantité* (unités de capacité : ml) de solution médicamenteuse (sulfate de magnésium) à administrer.
- *Identifier le dosage :* prescription médicale : 180 mg de sulfate de magnésium ; concentration du produit médicamenteux : 15 % ; ce qui correspond à 15 g pour 100 ml de solution aqueuse.
- *Unifier l'expression des données :* nous constatons un décalage entre les unités prescrites (mg) et les unités de concentration (g) de la présentation pharmaceutique. Nous proposons la conversion suivante pour résoudre le problème : 1 g = 1 000 mg, soit 15 g = 15 000 mg.

Troisième étape :
La situation est proportionnelle car la solution de sulfate de magnésium est homogène.
Quatrième étape :
Résoudre le problème de proportionnalité :
Option produit en croix :

	Dosage de la spécialité	Prescription médicale
Nombre de mg	15000	180
Produit en croix	↖ ↗ ↙ ↘	
Nombre de ml de solution	100	y

Réalisons le produit en croix : y ×15000=100×180
Cinquième étape :

$$y = \frac{100 \times 180}{15\,000} = \frac{1 \times 18}{15} = \frac{18}{15} = \frac{6}{5} = 1{,}2$$

Sixième étape :
Une prescription de 180 mg de sulfate de magnésium correspond à l'injection intramusculaire de 1,2 ml de solution de sulfate de magnésium.
Septième étape :
- *Confirmer le résultat :* la prescription médicale de 180 mg de sulfate de magnésium est inférieure à la présentation pharmaceutique : 1 500 mg. Donc, la quantité de solution de sulfate de magnésium à administrer est inférieure à 10 ml.
- *Encadrer le résultat :*

		Calcul mental simple : divisez par 10	
	Dosage déduit (proportionnalité)	Prescription médicale	Dosage exprimé sur la spécialité
Quantité de principe actif en mg	150	180	1 500
Quantité de solution totale en ml	1		10

	⇙	Calcul mental simple : divisez par 10	⇖
	Dosage déduit (proportionnalité)	Prescription médicale	Dosage exprimé sur la spécialité
	↓ Encadrement du résultat : valeur inférieure	Le résultat est : — inférieur à 10 ml — entre 1 et 10 ml	↓ Encadrement du résultat : valeur supérieure

3 Vous devez administrer la prescription médicale suivante

Nettoyage de plaies postopératoires avec **Hibiscrub** que vous diluez au 1/10e avec de l'eau stérile pour irrigation pour obtenir 15 cl de solution détergente.
Présentation du produit :
Hibiscrub (solution moussante d'antiseptique) — Flacon de 125 ml.

Réponses

Première étape :
Identifier le problème :
Réaliser une dilution.
Deuxième étape :

- *Calculer la quantité* (unités de capacité : ml) de solution antiseptique (Hibiscrub) à diluer.
- En déduire la quantité (unités de capacité : ml) d'eau stérile pour irrigation à ajouter.
- *Identifier la dilution :*
  - prescription médicale : dilution au 1/10e d'Hibiscrub ; ce qui correspond à 1 cl d'Hibiscrub solution antiseptique pour 10 cl de solution aqueuse détergente d'Hibiscrub ;
  - quantité de solution détergente totale à préparer : 15 cl.
- *Unifier l'expression des données :*
  - nous constatons un décalage entre les unités prescrites (cl) et les unités de capacité (ml) de la présentation pharmaceutique ;
  - nous proposons la conversion suivante pour résoudre le problème : 1 cl = 10 ml.

À noter
La conversion cl en ml permet simplement, dans ce cas, de vérifier si un flacon d'Hibiscrub est suffisant pour réaliser la quantité de solution détergente prescrite.

Troisième étape :
La situation est proportionnelle car la solution détergente d'Hibiscrub est homogène.
Quatrième étape :
- *Résoudre le problème de proportionnalité :* option coefficient de proportionnalité.
- *Réaliser un tableau de proportionnalité :*

	Solution détergente en cl	Quantité de solution antiseptique d'Hibiscrub en cl
Dilution prescrite	10	1
Prescription médicale	15	y
Coefficient de proportionnalité	$\otimes \frac{1}{10}$	

Cinquième étape :

$$y = 15 \times \frac{1}{10} = \frac{15}{10} = \frac{1{,}5}{1} = 1{,}5$$

Sixième étape :
Une dilution au 1/10e d'Hibiscrub pour obtenir 15 cl d'une solution détergente nécessite l'apport de 1,5 cl d'Hibiscrub solution antiseptique avec 13,5 cl d'eau stérile pour irrigation.

Solution détergente finale	–	Quantité d'Hibiscrub antiseptique	=	Quantité d'eau stérile pour irrigation
15 cl	–	1,5 cl	=	13,5 cl
150 ml	–	15 ml	=	135 ml

Septième étape :
Valider le résultat (voir partie 3, fiche 5 : « Les fractions »).

4 Vous devez administrer la prescription médicale suivante
Paracétamol (Doliprane — analgésique-antipyrétique) — 1,5 g à répartir en 6 prises quotidiennes espacées de 4 heures.
Présentation du produit :
Paracétamol 250 mg — Sachet de poudre orale.

Réponses

Première étape :
Identifier le problème :
Répartir une dose globale dans le temps.

Deuxième étape :

- *Calculer la quantité* (unités de masse : mg) de produit médicamenteux paracétamol à administrer.
- *Identifier le dosage :* prescription médicale : 1,5 g de paracétamol en 6 prises par jour. Concentration du produit médicamenteux : 250 mg par sachet de poudre orale.
- *Unifier l'expression des données :*
  - nous constatons un décalage entre les unités prescrites (g) et les unités de concentration (mg) de la présentation pharmaceutique (voir « Mesures de masse », partie 3, fiche 2) ;
  - nous proposons la conversion suivante pour résoudre le problème : 1,5 g = 1 500 mg.

Troisième étape :

La situation est proportionnelle car la répartition quotidienne du paracétamol est régulière en quantité et dans le temps : chacune des prises est identique.

Quatrième étape :

- *Résoudre le problème de proportionnalité :* option coefficient de proportionnalité.
- *Réaliser un tableau de proportionnalité :*

	Nombre de prises	**Nombre de mg**
Prescription médicale par jour	6	1 500
Prescription médicale par prise	1	y
Coefficient de proportionnalité	↳ $\otimes \frac{1\,500}{6}$ ↗	

Cinquième étape :

$$y = 1 \times \frac{1500}{6} = 250$$

Sixième étape :

Une prescription de 1,5 g de paracétamol par jour correspond à la prise de 250 mg de poudre orale de paracétamol toutes les 4 heures, soit 6 fois par jour.

Septième étape :

Valider le résultat (voir partie 3, fiche 4 : « La division »).

3.2 Débit médicamenteux

Comment reconnaître un débit dans une prescription ?

Dans le cadre de notre exercice professionnel, un débit est une quantité de liquide que l'on perfuse à un patient dans un temps donné (éventuellement un volume de gaz délivré dans une unité de temps).
Lorsqu'il (elle) prend connaissance d'une prescription médicale, l'infirmier(ère) doit donc pouvoir identifier les deux informations suivantes :
- la quantité totale de produit médicamenteux à perfuser, exprimée en unités de capacité (ml, L);
- la durée totale d'administration, exprimée en unités de temps (minutes, heures).

Un débit est transcrit sous la forme d'une fraction, en reportant :
- au numérateur : le volume total de produit à perfuser;
- au dénominateur : la durée globale d'administration.

Pour exprimer un débit, nous traduisons des informations linéaires sous la forme d'un rapport mathématique.
Il en est ainsi lorsque vous devez perfuser une « **quantité totale** » (unités de capacité) de solution médicamenteuse sur une « **durée globale** » (unités de temps).
L'infirmier traduit ces informations sous la forme du rapport suivant :

$$\text{Débit énoncé par le médecin} = \frac{\text{« \textbf{quantité totale} » (unités de capacité)}}{\text{« \textbf{durée globale} » (unités de temps)}}$$

Cependant, afin de pouvoir administrer la solution médicamenteuse au débit prescrit, le professionnel infirmier doit disposer d'éléments de mesure objectifs de petits volumes dans une fraction de temps restreinte. Pour des raisons pratiques de comptage au niveau du filtre dans la tubulure de perfusion : c'est la goutte qui constitue l'unité de mesure infirmière de la quantité de solution.
L'unité de temps restreinte, compatible avec l'exercice professionnel, est la minute.
À présent, il convient donc de faire évoluer le **débit énoncé par le médecin**. Pour ce faire, nous allons exprimer la « quantité totale » en **gouttes** au numérateur de la fraction (en haut) et la « durée globale » en **minutes** au dénominateur de la fraction (en bas).
Pour réaliser ces deux opérations, nous avons besoin d'informations complémentaires.

Numérateur de la fraction (en haut)

Pour transformer une « quantité totale », exprimée en unités de capacité, il faut disposer d'une équivalence entre l'unité de capacité et l'unité de mesure objective de l'œil : **la goutte**.
Cette équivalence est fonction du volume de la goutte, lui-même fonction du calibre du compte-gouttes et de la viscosité de la solution à perfuser.
Classiquement, pour un dispositif standard avec une solution aqueuse, on retient l'équivalence suivante :
1 millilitre = 20 gouttes de solution.
En conséquence, si la « quantité totale » est exprimée en millilitres, nous multiplions par 20 gouttes le nombre total de millilitres au numérateur de la fraction.
Cas particulier : la transfusion avec un dispositif spécifique adapté à la viscosité sanguine.
1 millilitre = 15 gouttes de sang.

Dénominateur de la fraction (en bas)

Si la durée globale de perfusion est inférieure à 1 heure, le médecin exprime généralement celle-ci directement en minutes. En revanche, si cette durée globale de perfusion est supérieure à 1 heure, la prescription médicale est exprimée en heures (exemple : 6 heures, 8 heures, 12 heures…). En conséquence, nous multiplions par 60 minutes le nombre total d'heures au dénominateur de la fraction.
Nous utilisons ici l'équivalence universelle suivante :
1 heure = 60 minutes.

À noter
Nous vous conseillons vivement de poser les opérations clairement car vous pourrez procéder aux simplifications des deux termes de la fraction; ceci avant d'effectuer lesdites opérations. En effet, le fait de multiplier par 20 le numérateur d'une fraction et par 60 son dénominateur revient, après simplifications, à multiplier par 1/3 la fraction initiale (voir partie 3, fiche 4 : « Les fractions »).

Exemple
Vous devez administrer la prescription médicale suivante :
Glucosé 5 % — 250 ml sur 3 heures.
Présentation du produit : ***glucosé 5 % (soluté isotonique) solution injectable pour perfusion en flacon de 250 ml.***

$$\frac{250 \times 20}{3 \times 60} = \frac{250 \times 2}{3 \times 6} = \frac{250}{3} \times \frac{1}{3}$$

Théorie et pratique du calcul de doses

Quels sont les dispositifs de régulation de débit ?

Il s'agit d'un autre type de régulation du débit : la régulation en millilitres/heure :

- Régulateur de débit (Dial-a-flow) : dans ce cas, un dispositif situé à l'extrémité de la tubulure de perfusion régule mécaniquement le débit;
- pompe volumétrique : une tubulure spécifique de perfusion est montée sur une pompe qui régule automatiquement le débit d'administration de la solution;
- pousse-seringue électrique (PSE) : un appareil pousse régulièrement le piston d'une seringue (40 à 60 ml) et délivre une solution à débit constant. Ce dispositif est particulièrement indiqué pour la perfusion de traitements à faible dose pendant un temps assez long (plusieurs heures) et nécessitant un débit constant.

Calculer un débit de seringue électrique : méthode et exercice d'application

Première étape : calculer la quantité de produit à prélever

Vous devez vous référer à la prescription médicale.
Par exemple : **héparine** 28000 UI/24 h.
Vous disposez de flacon d'héparine de 5 ml dosé à 25000 UI.

Réponse

Quantité d'héparine prélevée :

ml	*UI*
5	25000
y	28000

$y \times 25000 = 28000 \times 5$

$y = \frac{28000 \times 5}{25000} = \frac{28}{5} = 5{,}6$ ml d'héparine.

Deuxième étape : anticiper un volume total de solution

Vous devez anticiper un volume total de solution qui soit multiple de 24. En effet, on peut avoir recours à cette astuce car nous savons qu'ultérieurement nous aurons à diviser un volume total de solution par 24 (24 correspondant à 24 heures), voir « Quatrième étape », plus bas.

Ce volume total est souvent de 48 ml; ainsi le débit est de 2 ml/h ($\frac{48}{24}$). Mais ce volume peut être de 24 ml, dans ce cas le débit sera de 1 ml/h ($\frac{24}{24}$). Cas particulier : ce volume pourra être de 36 ml, le débit sera alors de 1,5 ml/h ($\frac{36}{24}$).

Troisième étape : calculer le volume de complément nécessaire

Calculer le volume de complément nécessaire, une fois le volume total défini.
Quantité totale de solution = quantité de principe actif + quantité de soluté (complément) ⇒ quantité de soluté (complément) = quantité totale de solution — quantité de principe actif.

Quatrième étape : calculer le débit

Calculer le débit en ml/heure.
Il s'agit alors de résoudre un problème de proportionnalité (la quantité injectée augmente proportionnellement au temps). Nous pouvons donc appliquer la méthode du produit en croix.
Par exemple, pour une quantité totale de 48 ml à perfuser en 24 heures :

ml	*H*
48	24
y	1

$$y \times 24 = 1 \times 48$$

$$y = \frac{1 \times 48}{24} = 2$$

Le débit de la seringue électrique est donc de 2 ml/h.
La difficulté réside souvent dans l'incapacité à se représenter de manière concrète ce débit de liquide; il suffit alors de remplacer la matière liquide par une matière solide pour mieux comprendre; par exemple : vous devez dépenser 48 euros en 24 heures, calculez le débit de votre porte-monnaie en euros par heure. La stratégie de calcul devient alors plus évidente.

Exercice d'application

Vous devez administrer la prescription médicale suivante :
Héparine — 15 000 UI pour 12 heures en perfusion intraveineuse par seringue électrique — Dilution dans un soluté glucosé 5 %.

Présentation des produits :
- **héparine** (anticoagulant) — Flacon de 5 ml dosé à 25000 UI;
- **glucosé 5 %** flacon de 50 ml.

Seringue électrique d'une capacité maximale de 50 ml.
Exprimez le débit de la prescription en millilitres/heure.

Réponses

Première étape : calculer la quantité de produit à prélever
Héparine : 15000 UI/12 h.
Quantité d'héparine prélevée :

ml	*UI*
5	25000
y	15000

$$y \times 25\,000 = 15\,000 \times 5$$

$$y = \frac{15\,000 \times 5}{25\,000} = \frac{15}{5} = 3 \text{ ml}$$ d'héparine.

Deuxième étape : anticiper un volume total de solution
La prescription préconise l'injection d'une quantité d'héparine de 15000 UI, soit 3 ml dans un temps donné de 12 heures, à l'aide d'une seringue électrique. 3 ml à perfuser en 12 heures représentent une trop faible quantité à délivrer sur un temps trop long, d'où la nécessité de diluer l'héparine dans un soluté glucosé 5 %.
Le débit de la seringue électrique est fonction de la quantité totale (unité de capacité : ml) à perfuser sur la période de 12 heures. Pour faciliter le calcul du débit, nous choisissons un multiple de 12 pour définir la quantité totale de solution d'héparine — glucosé 5 % à perfuser : soit 12 — 24 — 36 — 48 ml.
Retenons, par exemple, une quantité totale de solution d'héparine glucosée 5 % de 48 ml.
Troisième étape : calculer le volume de complément nécessaire
Calculer le volume de complément nécessaire une fois le volume total défini.
Quantité totale de solution = quantité de principe actif + quantité de soluté (complément)
⇒ quantité de soluté (complément) = quantité totale de solution – quantité de principe actif

Quantité de soluté **glucosé 5 %**	=	(Quantité totale de solution d'**héparine glucosée 5 %**)	–	(Quantité d'**héparine**)
?	=	48 ml	–	3 ml

Quantité de soluté glucosé 5 % = 45 ml.

Quatrième étape : calculer le débit en ml/heure

ml	*h*
48	12
Y	1

$y \times 12 = 1 \times 48$

$y = \frac{1 \times 48}{12} = 4$

Le débit de la seringue électrique est donc de 4 ml/h.

Débit et adjonction de produit médicamenteux

Pour le calcul de débit des solutions médicamenteuses, nous vous recommandons de prendre pour base de volume, la quantité de soluté contenue dans le flacon de perfusion, sans tenir compte des adjonctions de solutions médicamenteuses. L'intérêt principal de cette option est de faciliter les calculs de débit. Faites une exception pour les perfusions de petit volume (50 millilitres), notamment chez l'enfant et le nourrisson, où la quantité de produit médicamenteux ajoutée en solution est importante par rapport à la quantité de soluté.

Exercices d'application

Pour chacun des exercices suivants, vous devez :

1. identifier le débit énoncé dans les prescriptions médicales suivantes ;
2. repérer et éliminer, éventuellement, les informations inutiles ;
3. déduire le débit adapté au dispositif de perfusion utilisé, en fonction des unités de mesure de capacité rapportées à l'unité de temps.

1 Vous devez administrer la prescription médicale suivante

Ciprofloxacine (Ciflox — antibiotique) — 200 mg/100 ml en perfusion de 30 minutes.

Présentation du produit :

Ciprofloxacine (Ciflox) — Solution injectable pour perfusion prête à l'emploi dosée à 200 mg pour 100 ml.

Exprimez le débit de la prescription en gouttes/minute.

Réponses

1. Débit énoncé dans la prescription médicale : $\frac{100 \text{ ml}}{30 \text{ min}}$.
2. Pas d'information inutile.

3. Débit exprimé en gouttes/minute :

$\frac{100\text{ ml} \times 20\text{ gttes}}{30\text{ min}} = \frac{100 \times 2}{3} = \frac{200}{3} \approx 66,66$, soit 67 gouttes/minute par excès.

2 Vous devez administrer la prescription médicale suivante

Glucosé 5 % — 500 ml sur 6 heures.

Présentation du produit :

Glucosé 5 % — Solution injectable en poche plastifiée de 500 ml Présentation en carton de 10.

Exprimez le débit de la prescription en gouttes/minute.

Réponses

1. Débit énoncé dans la prescription médicale : $\frac{500\text{ ml}}{6\text{ h}}$.
2. Information inutile pour le débit : présentation en carton de 10.
3. Débit exprimé en gouttes/minute :

$\frac{500\text{ ml} \times 20\text{ gttes}}{6 \times 60\text{ min}} = \frac{500 \times 1}{6 \times 3} = \frac{250}{3 \times 3} = \frac{250}{9} \approx 27,77$, soit 28 gouttes/minute par excès.

3 Vous devez administrer la prescription médicale suivante

Glucosé 30 % — 500 ml sur 12 heures.

Présentation du produit :

Glucosé 30 % — Solution injectable hypertonique en poche plastifiée de 500 ml. Utilisation d'un dispositif de régulateur de débit. Exprimez le débit de la prescription en millilitres/heure.

Réponses

1. Débit énoncé dans la prescription médicale : $\frac{500\text{ ml}}{12\text{ h}}$.
2. Pas d'information inutile.
3. Débit exprimé en millilitres/heure : $\frac{500\text{ ml}}{12\text{ h}} = \frac{250}{6} = \frac{125}{3} \approx 41,66$,

soit 42 millilitres/heure par excès.

4 Vous devez administrer la prescription médicale suivante

Intralipide 250 ml sur 4 heures.

Présentation du produit :

Intralipide (huile de soja pour apport massif de calories) — Émulsion injectable pour perfusion intraveineuse à 20 % en flacon de 250 ml — 2 000 kcal/litre ou 8,4 MJ.

Exprimez le débit de la prescription en gouttes/minute.

Réponses

1. Débit énoncé dans la prescription médicale : $\frac{250 \text{ ml}}{4 \text{ h}}$.
2. Informations inutiles pour le débit : concentration du produit à 20 % ; apports caloriques : 2 000 kcal/litre ou 8,4 MJ.
3. Débit exprimé en gouttes/minute :
$\frac{250 \times 20 \text{ gttes}}{4 \times 60 \text{ min}} = \frac{25 \times 5}{6} = \frac{125}{6} \approx 20,8$, soit 21 gouttes/minute
par excès.

5 Réalisez un tableau de débits exprimés en gouttes/minute avec en ligne : le temps (heures) et en colonne la quantité à perfuser (millilitres)

a) Réalisez cet exercice pour des solutés avec un perfuseur standard : 1 ml = 20 gouttes, selon le modèle ci-dessous :

Temps / Quantité en ml	30 min	1 h	2 h	3 h	4 h	6 h	8 h	12 h	18 h	24 h
1000						Ex.				
500										
250										
125										
50										

Exemple : $\frac{1000 \times 20}{6 \times 60} = \frac{1000}{6 \times 3} = \frac{500}{9} \approx 56$ gouttes / min.

b) Réalisez cet exercice pour une poche de concentré globulaire d'hématies de 200 ml avec un perfuseur spécifique : **1 ml = 15 gouttes**, selon le modèle ci-dessous :

Temps / Quantité en ml	30 min	45 min	1 h	1 h 15 min	1 h 30 min
200					

Réponses

a) 1 ml = 20 gouttes.

Temps / Quantité en ml	30 min	1 h	2 h	3 h	4 h	6 h	8 h	12 h	18 h	24 h
1000						56	42	28	19	14
500				56	42	28	21	14	9	
250		83	42	28	21	14	10			
125	83	42	21	14	10					
50	33	17								

b) 1 ml = 15 gouttes.

Temps / Quantité en ml	30 min	45 min	1 h	1 h 15 min	1 h 30 min
200	100*	67	50	40	33*

* Peu utilisé ou dans des situations spécifiques.

6 Vous devez administrer la prescription médicale suivante

Clinomel N4-550 — 2 L en perfusion intraveineuse sur 36 heures par voie veineuse centrale.

Présentation du produit :

Clinomel N4-550 (nutrition parentérale) — Poche plastique à trois compartiments séparés par des soudures :

- compartiment n° 1 de 800 ml : solution d'acides aminés avec électrolytes;
- compartiment n° 2 de 800 ml : solution de glucose avec calcium;
- compartiment n° 3 de 400 ml : émulsion lipidique.

Le contenu des trois compartiments doit être mélangé juste avant l'administration du produit, en comprimant les trois compartiments pour rompre les soudures.

Dispositif de perfusion par pompe volumétrique.

Exprimez le débit de la prescription en millilitres/heure.

Réponses

1. Débit énoncé dans la prescription médicale : $\frac{2\ \text{L}}{36\ \text{h}}$.
2. Pas d'information inutile.
3. Débit exprimé en millilitres/heure : $\frac{2\,000\ \text{ml}}{36\ \text{h}} = \frac{1000}{18} = \frac{500}{9} = 55{,}56$,

   soit 55,6 ml/heure par excès.

3.3 Planifier un traitement

Planifier dans le temps des doses médicamenteuses constitue un problème simple. En effet, cette programmation ne met en jeu qu'un seul type de raisonnement mathématique : la répartition de doses globales par unité de temps en doses partielles par sous-unités de temps. Cependant, différents facteurs interviennent sur cette planification et devront être pris en compte par l'infirmier(ère).
Ce sont principalement :

- **les rythmes du patient**. Il faut par exemple considérer l'alternance veille-sommeil comme un facteur thérapeutique et agir de telle manière que nos actes soient le moins possible sources de perturbation. En général, les traitements injectables sont répartis régulièrement sur les 24 heures alors que les traitements oraux sont répartis sur la journée;
- **les soins au patient**. Le soignant devra également tenir compte du rythme de certains soins qui sont réalisés au patient, ainsi, un traitement antalgique pourra être donné avant la réalisation d'un pansement, d'une toilette;
- **les interactions entre médicaments**. Certains antibiotiques par exemple présentent des incompatibilités (il peut y avoir également potentialisation, antagonisme et d'autres interactions pharmacologiques spécifiques entre certains médicaments);
- **la répartition de l'efficacité des traitements**. Sur un temps continu : cela peut être le cas en ce qui concerne l'apport en eau et en électrolytes par voie parentérale; par tranches horaires alternées pour la répartition d'un protocole antalgique;
- **la chronologie logique de certains traitements**. Par exemple, l'injection antiémétique sera réalisée avant le repas ou bien avant l'administration d'une chimiothérapie; certains jours de la semaine (certains digitaliques); à des moments choisis de la journée : le matin (corticoïdes, diurétiques, vitamines...), au milieu du repas (anti-inflammatoires non stéroïdiens...), le soir (anxiolytiques hypnotiques);
- **les impératifs organisationnels :**
- horaires d'administration des traitements au bloc opératoire : ceux-ci conditionnent en grande partie les horaires d'administration ultérieurs,
- horaires d'arrivée et de prise en charge médicale du patient au sein du service : la planification commence dès que la prescription médicale est réalisée,
- impératifs de service : certains horaires sont préférés car ils évitent le télescopage de plusieurs tâches à réaliser par le personnel soignant au cours de la journée. Ainsi, on évite d'avoir à changer des programmes au moment des transmissions.

Proposer pour chacune des situations simplifiées qui suivent une planification des thérapeutiques, des surveillances... Les solutions sont indicatives et prennent en compte les facteurs exposés en introduction.

Exercices d'application niveau 1

1 Péfloxacine **(Péflacine — antibiotique)** 400 mg en flacon injectable; à commencer à 7 heures et à renouveler 2 fois par jour

Réponse

7 heures – 19 heures.

2 Ofloxacine **(Oflocet — antibiotique)** 200 mg en perfusion intraveineuse de 30 minutes; à commencer à 9 heures et à renouveler 2 fois par jour

Réponse

De 9 heures à 9 h 30 et de 21 heures à 21 h 30.

3 Glucosé 5 % solution injectable. 500 ml + 2 g NaCl + 1 g KCl en continu, 2 fois par 24 heures; commencer à 23 heures

Réponse

23 heures – 11 heures.

4 Méthylprednisolone **(Solu-Médrol — anti-inflammatoire stéroïdien)** injectable, par voie intraveineuse directe, 10 mg à 0 h 30; à renouveler toutes les 12 heures

Réponse

0 h 30 — 12 h 30 — 0 h 30…

Exercices d'application niveau 2

5 Aciclovir **(Zovirax — antiviral)** injectable.
1 g dans soluté de NaCl 0,9 %
125 ml sur 1 heure; à renouveler 3 fois par 24 heures; commencer à 23 heures

Réponse

De 23 à 0 heure — de 7 à 8 heures — de 15 à 16 heures.

6 Cilastatine/imipénème **(Tienam — antibiotique)** injectable
1 g dans soluté de NaCl 0,9 % 125 ml sur 60 minutes; à renouveler 3 fois par 24 heures; commencer à 19 heures.

Réponse

De 19 à 20 heures — de 3 à 4 heures — de 11 à 12 heures.

7 Tramadol **(Topalgic — antalgique opioïde)**
En injection intraveineuse lente (2 à 3 minutes) ; 100 mg à renouveler toutes les 8 heures ; commencer à 22 heures.

Réponse

22 heures — 6 heures — 14 heures.

8 Lévomépromazine **(Nozinan — neuroleptique)**
par voie intramusculaire ; 3 injections de 25 mg par jour à répartir dans les 24 heures ; commencer demain matin.

Réponse

7 heures — 15 heures — 23 heures ou 6 heures — 14 heures — 22 heures en fonction des rythmes du malade.

9 Colimycine **(antibiotique)** par voie intramusculaire.
1 million d'UI, 3 fois par jour ; commencer à 10 h 30.

Réponse

10 h 30 — 18 h 30 — 2 h 30.

Exercices d'application niveau 3

10 Cloxacilline **(Orbénine — antibiotique)** injectable.
2 g dans soluté glucosé 5 % sur 1 heure ; à renouveler 4 fois par 24 heures ; commencer à 19 heures.

Réponse

De 19 à 20 heures — de 1 à 2 heures — de 7 à 8 heures — de 13 à 14 heures.

11 Proparacétamol **(Pro-Dafalgan — antalgique, antipyrétique)** injectable.
2 g dans soluté glucosé 5 % en 15 minutes ; à renouveler 4 fois par 24 heures ; commencer à 22 heures.

Réponse

De 22 heures à 22 h 15 — de 4 heures à 4 h 15 — de 10 heures à 10 h 15 — de 16 heures à 16 h 15.

12 Céfotaxime **(Claforan — antibiotique)** injectable.
2 g dans une perfusion de soluté de NaCl 0,9 % en 1 heure ; à renouveler toutes les 6 heures ; commencer à 23 h 30.

Réponse

De 23 h 30 à 0 h 30 — de 5 h 30 à 6 h 30 — de 11 h 30 à 12 h 30 — de 17 h 30 à 18 h 30.

Exercices d'application niveau 4

13 Surveiller la glycosurie et la cétonurie (bandelettes) toutes les 4 heures à partir de 14 heures.

Réponse

14 heures — 18 heures — 22 heures — 2 heures — 6 heures — 10 heures.

14 Tramadol (Topalgic — antalgique opioïde) injectable.

100 mg dans soluté glucosé 5 % sur 30 minutes; à renouveler 6 fois par 24 heures; commencer à 22 heures.

Réponse

De 22 heures à 22 h 30 — de 2 heures à 2 h 30 — de 6 heures à 6 h 30 — de 10 heures à 10 h 30 — de 14 heures à 14 h 30 — de 18 heures à 18 h 30.

15 Néfopam (Acupan — antalgique) injectable par voie intraveineuse lente. 1 ampoule de 20 mg toutes les 4 heures à partir de 15 heures.

Réponse

15 heures — 19 heures — 23 heures — 3 heures — 7 heures — 11 heures.

16 Dexaméthasone/néomycine (Chibro-Cadron — collyre).

1 goutte, 6 fois par jour; commencer à 16 heures.

Réponse

16 heures — 20 heures — 0 heure — 4 heures — 8 heures — 12 heures.

Exercices d'application niveau 5

17 Réaliser une glycémie capillaire toutes les 3 heures; commencer à partir de 17 heures.

Réponse

17 heures — 20 heures — 23 heures — 2 heures — 5 heures — 8 heures — 11 heures — 14 heures — 17 heures.

Autres exercices d'applications

18 Surveillance postopératoire. M. A. revient du bloc opératoire le 4 janvier à 11 heures. Surveiller ses paramètres (pouls, TA, conscience) selon les indications suivantes. Établir une feuille de surveillance. Surveillance : toutes les 15 minutes pendant 2 h 30; puis toutes les 30 minutes pendant 3 heures, puis toutes les 60 minutes jusqu'au 5 janvier.

▶

Réponse

11 heures, 11 h 15, 11 h 30, 11 h 45, 12 heures, 12 h 15, 12 h 30, 12 h 45, 13 heures, 13 h 15, 13 h 30, puis 14 heures, 14 h 30, 15 heures, 15 h 30, 16 heures, 16 h 30, puis 17 h 30, 18 h 30, 19 h 30, 20 h 30, 21 h 30, 22 h 30, 23 h 30, 0 h 30.

19 Hydratation par voie sous-cutanée chez une personne âgée déshydratée. Programmer pour cette nuit 500 ml de soluté glucosé 5 % en perfusion sous-cutanée sur 12 heures.

Réponse

De 20 heures à 8 heures ou de 19 heures à 7 heures.

20 Réaliser un contrôle de la coagulation par temps de céphaline activée sur plasma citraté 6 heures après la première injection de Calciparine. Calciparine injectable sous-cutanée 0,3 ml × 2 par 24 heures; début du traitement à 7 heures.

Réponse

13 heures.

21 C. doit être vacciné. Réaliser un calendrier de vaccination suivant ce protocole spécifique : les 2 premières injections à 1 mois d'intervalle; la 3e, 5 mois après la date de la 2e injection. Commencer le 1er octobre.

Réponse

01/10 — 01/11 — 01/04.

22 Planifier pour F. (âgé de 1 mois) un calendrier de vaccination suivant ce protocole : 2 injections à 1 mois d'intervalle, la 3e 6 mois après la 1re. Commencer quand F. aura 2 mois. Nous sommes le 1er décembre.

Réponse

01/01 — 01/02 — 1/07.

23 Protocole antalgique.

- **Proparacétamol** (Pro-Dafalgan — antalgique, antipyrétique) **injectable par voie intraveineuse, 2 g dans 125 ml du soluté glucosé à 5 % en 15 minutes; à renouveler 4 fois par 24 heures.**
- **Kétoprofène** (Profénid — anti-inflammatoire) **injectable par voie intraveineuse, 50 mg dans 100 ml de soluté glucosé à 5 % en 20 minutes; à renouveler 4 fois par 24 heures.**

Ne pas mélanger les produits. Injecter les différents produits à 45 minutes d'intervalle; commencer à 19 heures.

Réponse

- Proparacétamol : de 19 heures à 19 h 15 — de 1 heure à 1 h 15 — de 7 heures à 7 h 15 — de 13 heures à 13 h 15.
- Kétoprofène : de 20 heures à 20 h 20 — de 2 heures à 2 h 20 — de 8 heures à 8 h 20 — de 14 heures à 14 h 20.

24 Protocole antalgique.

- **Morphine** (antalgique) **injectable. Injection en sous-cutanée de 1 cg; à renouveler 3 fois par 24 heures.**
- **Proparacétamol** (Pro-Dafalgan — antalgique, antipyrétique) **injectable par voie intraveineuse, 1 g dans 125 ml de soluté glucosé à 5 % en 15 minutes; à renouveler 3 fois par 24 heures.**

Alterner et répartir les produits. Commencer à 5 heures par la morphine.

Réponse

- Morphine : 5 heures — 13 heures — 21 heures.
- Proparacétamol : 9 heures — 17 heures — 1 heure.

25 Protocole N-acétylcystéine (Hidonac — antidote du paracétamol) :

- **150 mg/kg dans 250 ml de soluté glucosé 5 % sur 1 heure;**
- **puis, 50 mg/kg dans 500 ml de soluté glucosé 5 % sur 4 heures;**
- **puis, 100 mg/kg dans 1 000 ml de soluté glucosé 5 % sur 16 heures.**

Commencer à 16 heures.

Réponse

De 16 à 17 heures — de 17 à 21 heures — de 21 à 13 heures.

26 Soluté glucosé 5 % 500 ml + électrolytes sur 12 heures; à renouveler 2 fois par 24 heures. Surbronc (fluidifiant bronchique) injectable, 30 mg en intraveineuse directe lente; à renouveler 3 fois par jour. Commencer à 6 heures.

Réponse

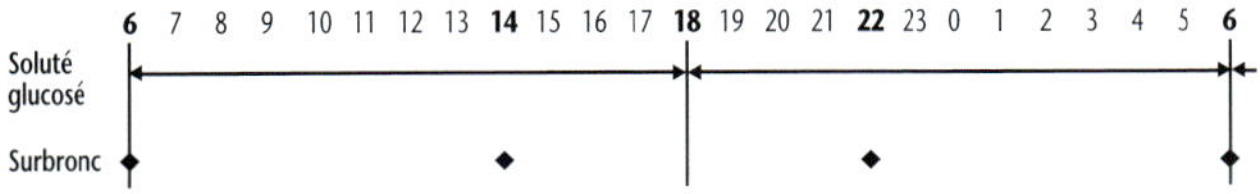

27 Solution de remplissage 1 000 ml sur 24 heures.

- **Cloxacilline** (Orbénine — antibiotique) **injectable, 2 g dans 50 ml de soluté glucosé 5 % en 30 minutes. Renouveler 4 fois par jour.**
- **Rifampicine** (Rifadine — antibiotique) **injectable, 600 mg dans 250 ml de soluté glucosé 5 % en 90 minutes; à renouveler 2 fois par jour. Commencer à 10 heures.**

Réponse

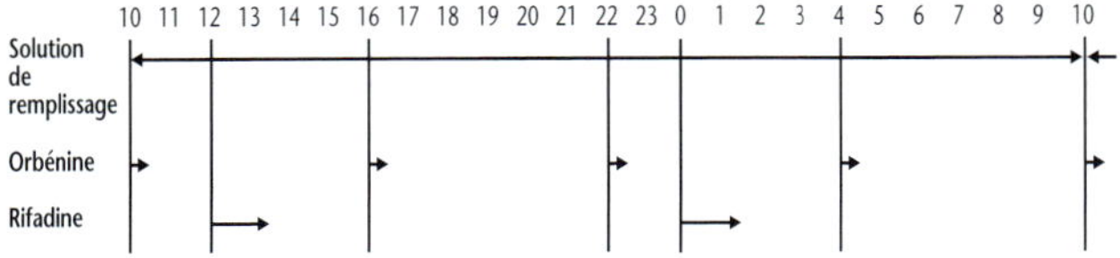

28 Clinimix (nutrition parentérale) 2000 ml sur 24 heures.

- **Ceftazidime** (Fortum — antibiotique) **injectable, 2 g dans 50 ml de soluté glucosé 5 % ; à renouveler 3 fois par 24 heures.**
- **Téicoplanine** (Targocid — antibiotique) **injectable, 400 mg en intraveineuse directe lente ; à renouveler 2 fois par 24 heures.**
- **Aciclovir** (Zovirax — antiviral) **injectable, 500 mg en perfusion intraveineuse (pompe à débit constant) sur 1 heure ; à renouveler 3 fois par 24 heures.**

Commencer à 8 heures.

Réponse

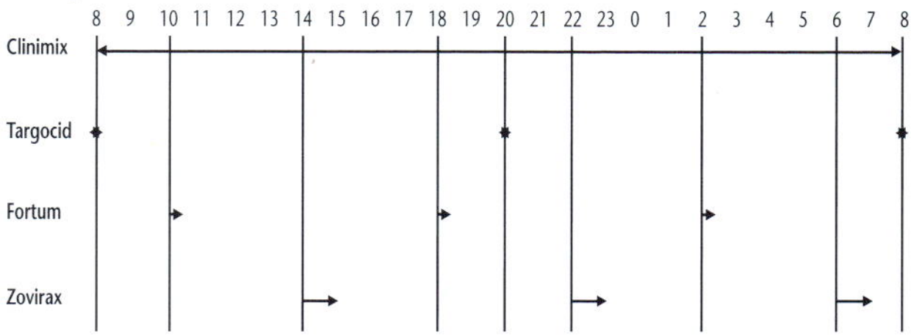

29 Traitement à administrer : par voie intraveineuse par la chambre à cathéter implantable :

- **vancomycine** (antibiotique de la famille des glycopeptides) : **1 g dans 200 ml de soluté glucosé isotonique à 5 % ; à passer en 1 heure, toutes les 12 heures ;**
- **acide fusidique** (Fucidine — antibiotique de la famille des fusidanines) : **500 mg dans 250 ml de soluté glucosé à 5 % ; à passer en 2 heures, toutes les 8 heures ;**
- **ganciclovir** (Cymévan — antiviral) : **300 mg dans 100 ml de soluté de chlorure de sodium isotonique à 9 ‰ ; à passer en 1 heure, toutes les 12 heures ;**
- **soluté glucosé isotonique à 5 %, 1 L à passer en 24 heures ;**
- **Olimel** (mélange nutritif), **1 L par jour à passer lentement, sur un minimum de 10 heures, sans mélange avec d'autres produits que des solutés isotoniques. Son administration sera interrompue lors du passage des produits non compatibles.**

À noter

Les antibiotiques doivent être passés séparément pour éviter le risque de précipitation.

Réponse

Calcul du temps de passage des différents antibiotiques et antiviral :

- *vancomycine :* 60 minutes × 2 ⇒ 2 heures ;
- *acide fusidique :* 2 heures × 3 ⇒ 6 heures ;

- *ganciclovir :* 60 minutes × 2 ⇒ 2 heures.

Soit au total : 10 heures. Il reste donc 14 heures pour le passage de l'Olimel. Le soluté glucosé sert à rincer et à garder perméable la voie.

Proposition de programmation :

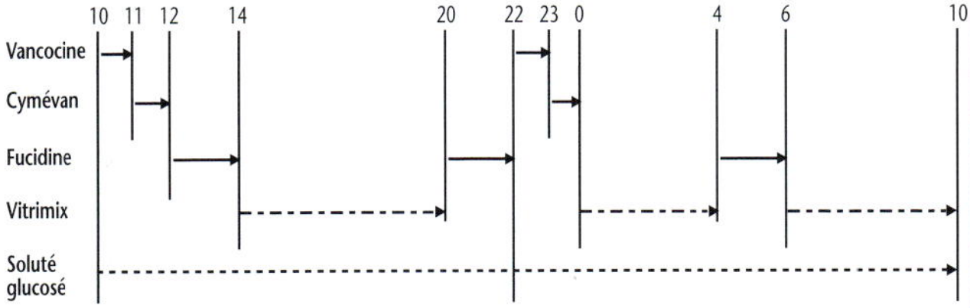

Exercices d'application de problèmes complexes

Comment résoudre un problème complexe ?

Synthèse

La résolution d'un problème complexe (plusieurs problèmes simples) revient à :

1. identifier les différents problèmes simples ;
2. hiérarchiser ces problèmes simples par ordre chronologique de résolution. Le résultat d'un problème simple peut faire partie des données du problème simple suivant ;
3. résoudre chacun de ces problèmes.

Avertissement : les exercices qui suivent ne comportent pas de formulation de question. En effet, dans l'exercice professionnel, c'est la prescription médicale qui initie votre questionnement.

Exercice composé de 2 problèmes simples

1 Vous devez administrer la prescription médicale suivante

Pour la mise en œuvre d'un circuit sanguin extracorporel, afin de réaliser une séance d'hémodialyse, un homme de 100 kg doit être anticoagulé à raison de 0,50 mg d'**énoxaparine sodique** (Lovenox) par kg de poids.

Présentation du produit :

Énoxaparine sodique (Lovenox — héparine de bas poids moléculaire — anticoagulant) — Vous avez à votre disposition des ampoules de différents dosages :

- *énoxaparine sodique (Lovenox) :* ampoules de 0,2 ml dosées à 20 mg ;
- *énoxaparine sodique (Lovenox) :* ampoules de 0,4 ml dosées à 40 mg ;
- *énoxaparine sodique (Lovenox) :* ampoules de 0,6 ml dosées à 60 mg.

Réponses

1. Identification et hiérarchisation des problèmes

a) Calculer la quantité de principe actif en fonction du poids du patient.
b) Calculer une dose de produit médicamenteux.

2. Résolution de chacun des problèmes

a) **Calculer la quantité** (unités de masse : mg) de produit médicamenteux *énoxaparine sodique* prescrite par le médecin en fonction du poids du patient.

- *Informations utiles :*
  - prescription médicale : 0,50 mg d'énoxaparine sodique par kg de poids du patient ;
  - poids du patient : 100 kg.
- *Résoudre le problème de proportionnalité :* option règle de trois. Pour 1 kg de poids du patient, nous avons 0,50 mg d'énoxaparine sodique prescrit ; donc, pour 100 kg de poids du patient, nous avons 100 × 0,50 mg d'énoxaparine sodique, soit 50 mg d'énoxaparine sodique.

b) **Calculer la quantité** (unités de capacité : ml) de solution médicamenteuse *énoxaparine sodique* à administrer.

- *Identifier le dosage :*
  - prescription médicale : 50 mg d'énoxaparine sodique pour ce patient de 100 kg ;
  - concentration du produit médicamenteux : 60 mg dans 0,6 ml de solution.

À noter

Nous constatons que l'énoxaparine sodique (Lovenox) se présente sous différents dosages mais la concentration de chaque dosage est la même (c'est-à-dire que la quantité de principe actif en mg et la quantité de solution en ml varient dans les mêmes proportions). Dans ce cas, on choisit le dosage immédiatement supérieur à la prescription pour des raisons économiques.

- ***Résoudre le problème de proportionnalité :* option coefficient de proportionnalité.**
- ***Réaliser un tableau de proportionnalité :***

	Nombre de mg	Nombre de ml
Dosage de la spécialité	60	0,6
Prescription médicale	50	y
Coefficient de proportionnalité	↳ $\otimes \frac{0,6}{60}$ ⇗	

$$y = 50 \times \frac{0,6}{60} = \frac{50 \times 0,6}{60} = \frac{5 \times 0,6}{6} = 5 \times 0,1 = 0,5 \text{ml}.$$

Exercice composé de 3 problèmes simples

2 Vous devez administrer la prescription médicale suivante

2 L de soluté glucosé 5 % sur 24 heures dans lesquels vous ajoutez les électrolytes suivants :

- 10 g de chlorure de sodium ;
- 6 g de chlorure de potassium ;
- 3 g de chlorure de calcium.

Présentation des produits :

Solution injectable sodium chlorure	0,9 p. 100	20 ml
Solution injectable hypertonique sodium chlorure	20 p. 100	20 ml
Solution injectable hypertonique potassium chlorure	10 p. 100	20 ml
Solution injectable calcium chlorure	10 p. 100	10 ml

Poches de 1 L de soluté glucosé 5 % et pompe régulatrice de débit en ml par heure.

Réponses

1. Identification et hiérarchisation des problèmes

a) Répartir une dose globale dans le temps.

b) Calculer une dose d'électrolytes :
- chlorure de sodium ;
- chlorure de potassium ;
- chlorure de calcium.

c) Calculer un débit.

2. Résolution de chacun des problèmes

a) **Calculer la quantité** (unités de masse : g) d'électrolytes (chlorure de sodium — chlorure de potassium — chlorure de calcium) à ajouter par litre de soluté glucosé 5 %.

- *Informations utiles* : prescription médicale : 2 L de soluté glucosé 5 % sur 24 heures :
  - 10 g de chlorure de sodium ;
  - 6 g de chlorure de potassium ;
  - 3 g de chlorure de calcium.
- *Résoudre le problème de proportionnalité* : option règle de trois. Pour 2 L de soluté glucosé 5 % sur 24 heures, nous avons une dose globale de :
  - 10 g de NaCl ;
  - 6 g de KCl ;
  - 3 g de CaCl.

- Donc, pour 1 L de soluté glucosé 5 % sur 12 heures, nous avons :
  - 10 g/2 L = 5 g de NaCl/L ;
  - 6 g/2 L = 3 g de KCl/L ;
  - 3 g/2 L = 1,5 g de CaCl/L.

b) **Calculer la quantité** (unités de capacité : ml) d'électrolytes (chlorure de sodium — chlorure de potassium — chlorure de calcium) à ajouter par litre de soluté glucosé 5 %.

Chlorure de sodium :
–Identifier le dosage :
Prescription médicale : 5 g de NaCl par litre de soluté glucosé 5 %.
Concentrations de présentation pharmaceutique :
- 0,9 %, ce qui correspond à 0,9 g pour 100 ml de solution aqueuse ;
- 20 %, ce qui correspond à 20 g pour 100 ml de solution aqueuse.

Dans ce cas, nous avons deux concentrations différentes pour le chlorure de sodium. La première présentation (0,9 %) n'est pas assez concentrée et nécessiterait l'adjonction d'une grande quantité de solution isotonique. Nous utilisons donc la concentration hypertonique.
–Résoudre le problème de proportionnalité :
Option produit en croix.

	Dosage de la spécialité	**Prescription médicale**
Nombre de g	20	5
Produit en croix	↖ ↗ ↙ ↘	
Nombre de ml de solution	100	y

Réalisons le produit en croix :

$$y \times 20 = 100 \times 5$$

$y = \frac{100 \times 5}{20} = \frac{10 \times 5}{2} = 5 \times 5 = 25\,ml$, soit 1 ampoule de 20 ml et 5 ml d'une autre ampoule de chlorure de sodium 20 %.

Chlorure de potassium :
–Identifier le dosage :
Prescription médicale : 3 g de KCl par litre de soluté glucosé 5 %.
Concentration de présentation pharmaceutique :
10 pour 100, ce qui correspond à 10 g pour 100 ml de solution aqueuse.
–Résoudre le problème de proportionnalité :
Option coefficient de proportionnalité.

	Nombre de g	Nombre de ml
Dosage de la spécialité	10	100
Prescription médicale	3	y
Coefficient de proportionnalité	$\otimes \frac{100}{10} =$	

$y = \frac{3 \times 100}{10} = 3 \times 10 = 30$ ml, soit 1 ampoule de 20 ml et 10 ml d'une autre ampoule de chlorure de potassium.

Chlorure de calcium :
– Identifier le dosage :
Prescription médicale : 1,5 g de CaCl par litre de soluté glucosé 5 %.
Concentration de présentation pharmaceutique :
10 pour 100, ce qui correspond à 10 g pour 100 ml de solution aqueuse.
– Résoudre le problème de proportionnalité :
Option règle de trois.
Pour 10 g de chlorure de calcium, nous avons 100 ml de solution ; donc, pour 1 g de chlorure de calcium, nous avons 100/10e de ml de solution, donc, pour 1,5 g de chlorure de calcium, nous avons $\frac{100 \times 1,5}{10} = 10 \times 1,5 = 15$ ml, soit 1 ampoule de 10 ml et 5 ml d'une autre ampoule de chlorure de calcium.
Il n'est pas nécessaire, dans cette situation, de rechercher le dosage unitaire par ampoule d'électrolytes qui peut contribuer à accroître le risque d'erreur.

c) **Calculer le débit**
Débit prescrit : 2 L sur 24 heures.
Pompe régulatrice de débit en ml par heure.

À noter
Par période de 24 heures, nous devons prévoir :
- **4 ampoules de chlorure de sodium à 20 % ;**
- **4 ampoules de chlorure de potassium à 10 % ;**
- **4 ampoules de chlorure de calcium à 10 %, car nous ne pouvons pas conserver une ampoule entamée.**

La quantité d'électrolytes à ajouter dans chaque poche de soluté glucosé 5 % de 1 L est de : 25 ml (NaCl) + 30 ml (KCl) + 15 ml (CaCl) = 70 ml.
Cette quantité de solution d'électrolytes à ajouter ne doit pas poser de problème puisqu'il est possible d'apporter jusqu'à 10 % du contenu d'une poche; soit, dans le cas présent d'une poche de 1 L, nous pouvons ajouter 100 ml.
Nous comptabilisons la quantité de solution d'électrolytes ajoutée au soluté de perfusion pour le calcul du débit, car elle représente, dans ce cas, un débit de près de 6 ml/heure.

Soluté glucosé 5 % : 2 L = 2 000 ml + 140 ml (70 ml × 2) de solution d'électrolytes = 2 140 ml à perfuser sur 24 heures.

$\frac{2140}{24}$ = **89,16 soit 89,2 ml / h par excès.**

Exercice composé de 4 problèmes simples

3 Vous devez administrer la prescription médicale suivante

Nétilmicine — 6 mg/kg/24 h en trois perfusions quotidiennes dans un soluté de chlorure de sodium à 0,9 % de 125 ml sur 45 minutes — Pour un adulte pesant 84 kg.

Présentation du produit :

Nétilmicine (antibiotique bactéricide) — Présentation :

Flacons de	Par ml	Par ampoule
25 mg = 1 ml	25 mg	25 mg
50 mg = 2 ml	25 mg	50 mg
100 mg = 1 ml	100 mg	100 mg
150 mg = 1,5 ml	100 mg	150 mg

Poches de 125 ml de chlorure de sodium à 0,9 % et perfuseur standard.

Réponses

1. Identification et hiérarchisation des problèmes

a) Calculer la quantité de principe actif en fonction du poids du patient.
b) Répartir une dose globale dans le temps.
c) Calculer une dose de produit médicamenteux.
d) Calculer un débit.

2. Résolution de chacun des problèmes

a) **Calculer la quantité** (unités de masse : mg) de produit médicamenteux (nétilmicine) prescrite par le médecin sur l'ensemble de la journée, en fonction du poids du patient.

– Informations utiles :

Prescription médicale : 6 mg de nétilmicine par kg de poids du patient, par jour et en 3 perfusions.

Poids du patient : 84 kg.

– Résoudre le problème de proportionnalité :

Option coefficient de proportionnalité.

	Nombre de kg	Nombre de mg
Prescription médicale	1	6
PM adaptée au patient	84	y
Coefficient de proportionnalité	$\otimes \frac{6}{1}$	

$y = 84 \times \frac{6}{1} = 84 \times 6 = 504$ mg, soit 504 mg de nétilmicine pour un patient de 84 kg.

Cette situation est simple, un raisonnement intuitif est possible.

b) **Calculer la quantité** (unités de masse : mg) de produit médicamenteux (nétilmicine) à administrer à chaque perfusion.

– *Informations utiles :*

Prescription médicale : 504 mg de nétilmicine pour ce patient, par jour et en 3 perfusions.

– Résoudre le problème de proportionnalité :

Option coefficient de proportionnalité.

	Nombre de perfusions	Nombre de mg
Prescription médicale par jour	3	504
Prescription médicale par perfusion	1	y
Coefficient de proportionnalité	$\otimes \frac{504}{3}$	

$y = 1 \times \frac{504}{3} = \frac{504}{3} = 168$ mg, soit 168 mg de nétilmicine, pour ce patient de 84 kg, par perfusion.

À noter

Un nombre est divisible par 3 lorsque la somme des chiffres qui le composent est divisible par 3.

c) **Calculer la quantité** (unités de capacité : ml) de produit médicamenteux (nétilmicine) à administrer à chaque prise.

– *Identifier le dosage :*

Prescription médicale : 168 mg de nétilmicine pour cet adulte de 84 kg à chaque perfusion quotidienne.

À noter

Nous avons différentes présentations de nétilmicine mais la concentration de ces présentations n'est pas toujours la même (voir la deuxième colonne du tableau représentant les différentes présentations du produit : dosage rapporté au ml). De plus, dans ce cas, la dose prescrite est supérieure au dosage le plus fort. Nous retenons donc ce dosage et nous le retranchons de la dose prescrite identifiée. Dans un deuxième temps, nous recherchons le dosage immédiatement supérieur à cette différence. Nous raisonnons sur une perfusion (et non sur la dose globale quotidienne) car un flacon de produit médicamenteux ne se conserve pas après ouverture.

Donc la concentration retenue pour réaliser la perfusion de ce produit médicamenteux, dans cette situation, est de : 168 mg – 150 mg =18 mg.
Nous ajoutons donc dans la poche de perfusion :
- 1 ampoule de 1,5 ml de nétilmicine dosée à 150 mg;
- + 18 mg de nétilmicine à prélever dans une ampoule de 1 ml dosée à 25 mg.

– *Résoudre le problème de proportionnalité :*
Option coefficient de proportionnalité.
– Réaliser un tableau de proportionnalité :

	Nombre de mg	Nombre de ml
Dosage de la spécialité	25	1
Prescription médicale	18	y
Coefficient de proportionnalité	$\otimes \frac{1}{25}$	

$$y = 18 \times \frac{1}{25} = \frac{18 \times 1}{25} = \frac{18}{25} = 0{,}72\,\text{ml}.$$

Donc, pour 168 mg de nétilmicine, nous avons :
- 1 ampoule de 1,5 ml de nétilmicine dosée à 150 mg;
- 0,7 ml d'une ampoule de 1 ml de nétilmicine dosée à 25 mg.

Calculez le débit de chaque perfusion de nétilmicine.
Débit de la perfusion :
- Débit prescrit : 125 ml sur 45 minutes.
- Perfuseur standard : 1 ml de solution aqueuse = 20 gouttes.
- Débit rapporté à l'unité de temps : la minute :

$\frac{125 \times 20}{45} = \frac{25 \times 20}{9} \approx 55{,}55$, soit 56 gouttes par minute par excès.

Partie 2

Préparation à l'évaluation

Exercices

Niveau 1

1 Combien y a-t-il de grammes de chlorure de sodium dans une ampoule de 10 ml à 10 % ?

2 Combien y a-t-il de grammes de chlorure de sodium dans une ampoule de 20 ml à 10 % ?

3 Combien y a-t-il de grammes de chlorure de sodium dans une ampoule de 10 ml à 20 % ?

4 Combien y a-t-il de grammes de chlorure de sodium dans une ampoule de 20 ml à 20 % ?

5 Combien y a-t-il de grammes de chlorure de sodium dans une ampoule de 5 ml à 0,9 % ?

6 Combien y a-t-il de grammes de chlorure de sodium dans une ampoule de 20 ml à 0,9 % ?

7 Combien y a-t-il de grammes de chlorure de potassium dans une ampoule de 20 ml à 10 % ?

8 Combien y a-t-il de grammes de chlorure de potassium dans une ampoule de 10 ml à 10 % ?

9 Combien y a-t-il de grammes de chlorure de potassium dans une ampoule de 20 ml à 7,46 % ?

10 Combien y a-t-il de grammes de chlorure de potassium dans une ampoule de 10 ml à 15 % ?

11 Combien y a-t-il de grammes de glucose dans un flacon de 125 ml à 5 % ?

12 Combien y a-t-il de grammes de glucose dans un flacon de 250 ml à 30 % ?

13 Pour irriguer une plaie, vous devez préparer une solution (40 ml) de Bétadine dermique diluée à 2 % dans du sérum physiologique. Calculez la quantité de Bétadine nécessaire.

14 La prescription médicale est la suivante :
500 ml de glucosé 5 % à passer en 8 heures.
Calculez le débit de la perfusion.

15 La prescription médicale est la suivante :
1 L de glucosé 5 % à passer en 24 heures.
Calculez le débit de la perfusion.

16 La prescription médicale est la suivante :
100 cl de glucosé 5 % à passer en 8 heures.
Calculez le débit de la perfusion.

17 La prescription médicale est la suivante :
250 cm^3 de glucosé 5 % à passer en 1 h 30.
Calculez le débit de la perfusion.

18 La prescription médicale est la suivante :
100 ml (solution injectable en poche souple) de **métronidazole** (Flagyl — anti-infectieux) à passer en 30 minutes.
Calculez le débit de la perfusion.

19 La prescription médicale est la suivante :
100 ml (solution injectable, en poche) de **ciprofloxacine** (Ciflox — antibiotique, antibactérien) à passer en 60 minutes.
Calculez le débit de la perfusion.

20 Mme J. va accoucher. En salle de naissance, la prescription médicale est la suivante : glucosé 5 % sur une voie d'abord périphérique et **oxytocine** (Syntocinon), 5 UI (unités internationales) dans 50 ml de solution à passer en seringue électrique au débit de 1,5 ml/h. Après l'accouchement le médecin est amené à augmenter le débit.
Calculez le nombre d'UI d'oxytocine par ml de solution.

21 M. K. est hospitalisé car il présente un tableau de détresse respiratoire sur un état de fatigue et d'amaigrissement important. Il lui est prescrit entre autres traitements : **Nutrison Energy Plus** (alimentation entérale par sonde nasogastrique) 2 000 kcal dans 1 500 ml en continu sur 24 heures.
Calculez le nombre de kcal/ml de Nutrison Energy Plus.

22 P. pèse 15 kg. La prescription est : **acide tiaprofénique** (Surgam — anti-inflammatoire) *per os* 10 mg/kg/jour en 3 prises quotidiennes.
Présentation du produit : comprimé sécable à 100 mg.
Calculez le nombre de comprimés par prise.

23 Mme U. est insuffisante respiratoire. Le médecin prescrit entre autres traitements : **ambroxol chlorhydrate** (Surbronc — mucolytique et expectorant) 90 mg par jour en 3 injections IV lente.
Vous disposez d'ampoules de 4 ml dosées à 30 mg.
Quel type de seringue utilisez-vous pour réaliser l'injection (vous disposez de seringues de 1, 2, 5, 10 ml) ?

24 M. T. est hospitalisé pour insuffisance respiratoire à prédominance obstructive. Il lui est prescrit entre autres traitements :
Salbutamol (Ventoline — bronchodilatateur) : 2 aérosols par jour, à raison de 5 mg par nébulisation, à diluer dans du sérum physiologique afin d'obtenir un volume total de 5 ml.
Vous disposez d'un flacon de 10 ml dosé à 50 mg.
Calculez les différents volumes nécessaires à la préparation d'un aérosol.

25 M. E. est hospitalisé pour un syndrome dépressif sévère. Le médecin prescrit entre autres traitements :
Clomipramine chlorhydrate (Anafranil — antidépresseur tricyclique) :
- une ampoule dosée à 25 mg dans 250 ml de glucosé isotonique à passer en intraveineux en 3 heures le premier jour ;
- deux ampoules dosées à 25 mg dans 250 ml de glucosé isotonique à passer en intraveineux en 3 heures les deuxième et troisième jours ;
- trois ampoules dosées à 25 mg dans 250 ml de glucosé isotonique à passer en intraveineux en 3 heures les jours suivants pendant 8 jours.

Calculez le nombre d'ampoules de clomipramine chlorhydrate (ampoules de 2 ml dosées à 25 mg) et de flacons de glucosé isotonique nécessaires à la réalisation de ce protocole.

26 Mme V. est hospitalisée pour accident vasculaire cérébral ; elle est hémiplégique et encombrée c'est pourquoi le médecin prescrit : **scopolamine** (parasympatholytique de type atropinique) 0,25 mg × 6 injections sous-cutanées par jour.
Vous disposez d'ampoules de 2 ml dosées à 0,5 mg.
Calculez la quantité de produit nécessaire à chaque injection.

27 Mme C. est déficiente mentale, elle est très agitée. Vous devez lui injecter : ***zuclopenthixol*** *(Clopixol — neuroleptique à action prolongée)*, 350 mg en une injection intramusculaire toutes les 2 semaines.
Présentation du produit : solution injectable intramusculaire à 200 mg pour une ampoule de 1 ml.
Calculez le nombre de ml de solution à prélever.

28 Il est diagnostiqué chez Mme I. une embolie pulmonaire. À l'issue d'une fibrinolyse est mis en place un traitement par **héparine** : 40 000 UI par 24 heures en seringue électrique.
Vous disposez de flacons de 5 ml contenant 25 000 UI d'héparine.
Calculez le nombre de ml d'héparine à prélever.

29 M. M. est hospitalisé en soins intensifs de cardiologie pour nécrose myocardique inaugurale. Le traitement par **héparine** en seringue électrique est le suivant :
1er jour à 17 heures : 25 000 UI/24 h sur 12 heures.
1er jour à 23 heures : 30 000 UI/24 h sur 12 heures.
3e jour : 32 500 UI/24 h sur 12 heures.
Vous disposez de flacons de 5 ml contenant 25 000 UI d'héparine.
Calculez le nombre de ml d'héparine à prélever pour chacune des prescriptions.

30 La dose quotidienne de **paracétamol** recommandée pour F. est de 60 mg/kg/jour à répartir toutes les 6 heures.
Calculez la dose en mg/kg par prise.

31 M. J., 70 ans, est hospitalisé en réanimation. Il a été opéré d'un anévrisme aortique. Avant l'ablation de ses huit redons abdominaux, le médecin prescrit une sédation. La prescription est la suivante : **midazolam** (Hypnovel — hypnotique, sédatif) : 3 mg en injection intraveineuse directe. Vous disposez d'ampoules de midazolam de 5 ml dosées à 5 mg.
Calculez le nombre de ml de midazolam à prélever.

32 La prescription médicale est la suivante : **clorazépate dipotassique** (Tranxène — benzodiazépine) dans 50 ml de NaCl 0,9 % à passer en 30 minutes.
Calculez le débit de la perfusion en gouttes par minute (sans tenir compte des adjonctions).

Niveau 2

33 Vous devez réaliser une solution d'**Hexanios** à 0,5 % pour nettoyer et décontaminer des instruments médicaux.
Vous disposez de sachets d'Hexanios de 25 ml.
Calculez les quantités d'eau et d'Hexanios (nombre de sachets) nécessaires à la préparation d'une solution totale de 7,5 L.

34 **Surfanios** (nettoyage et désinfection des sols, murs, matériel et dispositifs médicaux) s'emploie à la dilution de 0,25 % avec de l'eau. Un seau de 8 L rempli au 3/4 doit être préparé.
Vous disposez de sachets de Surfanios de 20 ml.
Calculez la quantité de Surfanios (nombre de sachets) nécessaire à la préparation du seau.

35 M. F. est à J 1 de sa première cure de chimiothérapie. Il lui est prescrit entre autres traitements : **cisplatine** (antinéoplasique, anticancéreux) 80 mg/m^2 dans un soluté de chlorure de sodium à 0,9 % 250 ml sur 2 heures. M. F. a une surface corporelle de 1,7 m^2.
Vous disposez de flacons de lyophilisat à 50 mg et d'ampoules de 50 ml de solvant.
Calculez le nombre de ml de solution à prélever.

36 M. H. revient du bloc opératoire. La prescription médicale est la suivante :
Un litre de glucosé 5 % + 3 g de NaCl + 1 g de KCl à passer en 8 heures.
Vous disposez d'ampoules de NaCl : 20 ml à 20 % et de KCl : 10 ml à 10 %.
Calculez le débit de la perfusion en tenant compte du volume des ajouts d'électrolytes.

37 M. B. entre en service de gastro-entérologie en état de choc, anémié.
La prescription médicale comprend entre autres traitements :
Un litre de glucosé 5 % + 2 g de NaCl + 2 g de KCl à passer en 12 heures.
Vous disposez d'ampoules de NaCl : 20 ml à 20 % et de KCl : 20 ml à 10 %.
Calculez le débit de la perfusion en tenant compte du volume des ajouts d'électrolytes.

38 M. L. est transféré en soins intensifs pour surveillance postopératoire après une laparotomie. Entre autres traitements, il lui est prescrit : **héparine** (anticoagulant) en pousse-seringue électrique à 15000 UI/24 h.
Vous disposez de flacons d'héparine : 5 ml = 25000 UI (que vous diluez avec du sérum physiologique) et de seringues de 50 ml.

1. **Calculez la quantité d'héparine et de sérum physiologique à prélever.**
2. **Calculez le débit de la seringue électrique.**

39 M. M. est adressé dans le service de cardiologie pour suspicion d'embolie pulmonaire. Entre autres traitements, il lui est prescrit : héparine (anticoagulant) en pousse-seringue électrique à 28000 UI/24 h.
Vous disposez de flacons d'héparine dosés à 5000 UI par ml (que vous diluez avec du sérum physiologique) et de seringues de 50 ml. Les seringues sont à préparer sur 12 heures.

1. **Calculez la quantité d'héparine et de sérum physiologique à prélever.**
2. **Calculez le débit de la seringue électrique.**

40 M. V. est admis en service de néphrologie pour thrombose de la fistule artério-veineuse. Une fibrinolyse est réalisée en chirurgie cardiovasculaire; un relais par seringue électrique d'héparine est mis en place. La prescription est : **héparine** 25000 UI/24 h.
Vous disposez de flacons d'héparine dosés à 5000 UI par ml (que vous diluez avec du sérum physiologique) et de seringues que vous complétez à 36 ml/12 h.

Les seringues sont à préparer sur 12 heures.

1. **Calculez la quantité d'héparine et de sérum physiologique à prélever.**
2. **Calculez le débit de la seringue électrique.**

41 M. F. a subi une néphrectomie élargie du rein gauche et un curage ganglionnaire du flanc gauche de l'aorte. À son retour du bloc opératoire, il lui est prescrit, entre autres traitements : **morphine** (antalgique majeur) ; préparation PCA (*Personnal Control Analgesy* : technique d'analgésie contrôlée par le patient) : 1 mg de morphine pour 1 ml d'eau pour préparation injectable, en seringue de 30 ml. Période réfractaire : 10 minutes, bolus de 1 mg.
Vous disposez d'ampoules de morphine : ampoule de 1 ml dosée à 10 mg.

1. **Calculez le nombre d'ampoules de morphine nécessaires à la préparation de la seringue.**
2. **Calculez le volume d'eau pour préparation injectable (EPPI) nécessaire pour une seringue de 30 ml.**
3. **Calculez le volume injecté à chaque bolus.**

42 M. C. est adressé en urgence dans un service de pneumologie. L'examen cytobactériologique des crachats révèle la présence d'un germe pathogène. Le médecin prescrit : **acide clavulanique/amoxicilline** (Augmentin — antibiotique, antibactérien) 3 g à répartir en deux fois par 24 heures, à passer au pousse-seringue électrique en 30 minutes dans un soluté de NaCl à 0,9 %.
Vous disposez de flacons dosés à 1 g à reconstituer avec 10 ml d'eau pour préparation injectable.
Le volume de chaque seringue sera de 25 ml.

1. **Calculez la quantité d'acide clavulanique/amoxicilline et de soluté de NaCl à 0,9 % à prélever.**
2. **Calculez le débit de la seringue.**

43 Mme J. est hospitalisée en service de rhumatologie pour une poussée aiguë de polyarthrite rhumatoïde. Face à l'intensité du syndrome inflammatoire le médecin prescrit entre autres traitements : **méthylprednisolone** (Solu-Médrol — anti-inflammatoire stéroïdien) 250 mg IV : 1 bolus par jour, au pousse-seringue électrique en 4 heures pendant 4 jours.
Vous disposez de flacons de lyophilisat dosés à 120 mg et 20 mg et d'ampoules de solvant de 2 ml ; le protocole du service prévoit une dilution à 48 ml, vous disposez d'ampoules de sérum physiologique de 10 ml.

1. **Calculez le nombre d'ampoules de méthylprednisolone, de solvant, de sérum physiologique nécessaires pour chaque seringue.**
2. **Calculez le débit de la seringue.**

44 M. G. doit subir une résection transurétrale de prostate. Le médecin prescrit, entre autres traitements, une antibiothérapie par voie veineuse : **Ceftriaxone** (Rocéphine — antibiotique : antibactérien), 1 g à diluer dans 40 ml de soluté glucosé 5 % à passer en seringue électrique en 15 minutes. Vous disposez de Ceftriaxone : flacon de poudre à 1 g à reconstituer avec une ampoule de solvant de 10 ml.

1. **Calculez le nombre d'ampoules de Ceftriaxone, de solvant pour chaque seringue.**
2. **Calculez le débit de la seringue.**

45 M. C., 50 ans, est hospitalisé en réanimation. Il est très agité. Le médecin prescrit :
Clorazépate dipotassique (Tranxène — anxiolytique, benzodiazépine) : 30 mg par voie intraveineuse.
Vous disposez de clorazépate dipotassique :

- flacon de poudre à 20 mg à reconstituer avec une ampoule de solvant de 2 ml ;
- flacon de poudre à 50 mg à reconstituer avec une ampoule de solvant de 2,5 ml ;
- flacon de poudre à 100 mg à reconstituer avec une ampoule de solvant de 5 ml.

Choisissez le conditionnement le plus adéquat et calculez le nombre de flacons nécessaires, le nombre de ml à prélever après reconstitution du produit.

46 M. K. est hospitalisé dans un service de chirurgie vasculaire. Il présente comme antécédent une hypertension artérielle ; il vient d'être opéré. Le médecin prescrit :
Urapidil (Eupressil — antihypertenseur) en seringue électrique : 20 mg/h. Vous disposez d'ampoules d'urapidil de 10 ml dosées à 50 mg. Vous devez réaliser une seringue de 50 ml à la concentration suivante : 5 mg/ml.
Calculez le nombre d'ampoules d'urapidil nécessaires et le débit (ml/h).

47 Il est nécessaire de prolonger la sédation de Mme S. (hypothermie). La prescription médicale est la suivante :
Propofol (Diprivan — anesthésique) en seringue électrique : 200 mg/h. Vous disposez de propofol : émulsion injectable IV en seringue préremplie de 50 ml (1 g/50 ml).
Calculez le débit de la seringue de propofol.

48 M. I. est hospitalisé et sa glycémie est instable. Le médecin prescrit de l'**umuline** (insuline) en seringue électrique : 1 UI/h. Vous disposez de : umuline : flacon de 10 ml, dosé à 100 UI/ml.
Seringue d'umuline : vous devez réaliser une seringue de 50 ml à la concentration suivante : 1 UI/ml.

Calculez le volume nécessaire (ml) d'umuline, le volume de liquide de complément et le débit (ml/h).

49 M. K., 78 ans, présente une déshydratation. Le médecin prescrit (en perfusion sous-cutanée) :
- la première nuit : 500 ml de glucosé 5 % à passer en 12 heures ;
- la deuxième nuit : 800 ml de glucosé 5 % à passer en 12 heures.

Calculez le débit (en gouttes/min et en ml/h) des 2 perfusions.

50 La valeur énergétique des aliments se mesure en calories (abréviation : cal) ou en kilocalories (abréviation : kcal, et 1 kcal = 1 000 cal).
On sait que 1 g de glucides fournit 4 kcal.
Quel est l'apport calorique (en cal) d'un plat de 250 g d'aliments contenant 12 % de glucides ?

51 M. L. a bu dans une journée : 1,5 dl de café, 275 ml de potage, 0,75 L d'eau et 25 cl de médicament. Il a uriné 1,1 L.
Calculez le pourcentage de liquide éliminé par rapport au liquide absorbé.

52 L'endocrinologue prescrit à Mme K. un régime : 1 600 kcal par 24 heures en quatre repas. Son alimentation se compose de 20 % de protides, 34 % de lipides, 46 % de glucides.
(Rappel : 1 g de protides = 4 kcal, 1 g de glucides = 4 kcal, 1 g de lipides = 9 kcal)
Calculez les quantités de protides, glucides et lipides en kcal et en g du régime quotidien de Mme K.

53 Vous travaillez dans un établissement d'accueil pour personnes âgées (85 résidents) et vous devez transmettre une commande de bouteilles d'eau pour le mois de juillet. Vous prévoyez 1,5 L de ration quotidienne par résident.
Combien de lots de 6 bouteilles (contenance = 1,5 L) commandez-vous pour le mois de juillet ?

54 Calculez, en jours, heures, minutes la durée annuelle de sommeil d'un étudiant infirmier dormant 7 h 45 par nuit (en moyenne).

55 Une infirmière passe 30 minutes dans les transports en commun le matin pour se rendre à l'hôpital et 45 minutes le soir pour retourner à son domicile.
Combien de temps (en heures et minutes) passe-t-elle dans les transports en commun par semaine (elle travaille 5 jours par semaine) ?

56 Un infirmier a fait 45 heures supplémentaires ; il travaille 7 h 30 par jour.
Calculez le nombre de jour à récupérer.

57 Mme A. a comme apports liquidiens quotidiens :

- 1 bol de café 35 cl ;
- 3 verres d'eau entre 8 et 12 heures (15 cl par verre) ;
- 1 tasse de café à 13 heures : 1,2 dl ;
- 2 verres d'eau l'après-midi ;
- 1 bol de soupe au repas du soir 300 ml ;
- 1 verre de tisane à 21 heures : 0,25 L.

1. **Calculez en ml et en L le total des apports hydriques de Mme A.**
2. **Calculez le pourcentage de ce que représentent les 5 verres d'eau au regard de la quantité totale absorbée.**

58 M. S. doit s'hydrater (canicule) ; il est 15 heures et depuis ce matin il a bu la moitié de sa bouteille de 1,5 L ; sur vos conseils il s'engage à boire le 2/3 d'eau restant jusqu'à 19 heures.
Quelle quantité d'eau devra-t-il boire au repas du soir pour finir la bouteille ?

Niveau 3

59 M. L., 72 ans, a été opéré (pontage aorto-bi-iliaque) suite à un anévrisme de l'aorte abdominale sous-rénale. Le traitement antalgique est le suivant :

- **Néfopam** (Acupan — antalgique) : 80 mg en seringue électrique sur 24 heures. Vous disposez d'ampoules de néfopam de 2 ml dosées à 20 mg. Le protocole du service prévoit une dilution à 48 ml avec une solution de NaCl 0,9 %.
- **Tramadol** (Topalgic — antalgique opioïde) : 400 mg en seringue électrique sur 24 heures. Vous disposez d'ampoules de tramadol de 2 ml dosées à 100 mg. Le protocole du service prévoit une dilution à 48 ml avec une solution de NaCl 0,9 %.

1. **Seringue de néfopam : calculez la quantité de néfopam (nombre d'ampoules) et de solution de NaCl 0,9 % à prélever, le débit en ml/h.**
2. **Seringue de tramadol : calculez la quantité de tramadol (nombre d'ampoules) et de solution de NaCl 0,9 % à prélever, le débit en ml/h.**

60 Mme V. est hospitalisée pour une duodénopancréatectomie céphalique. Le traitement antalgique par voie intraveineuse est le suivant :

- **Morphine** (antalgique majeur) ; PCA (*Personnal Control Analgesy* : technique d'analgésie contrôlée par le patient).
- **Kétoprofène** (Profénid — antalgique, anti-inflammatoire) : 50 mg dans 100 ml de NaCl 0,9 % en 30 min, 1 fois par jour. Présentation : flacons de poudre de 100 mg.
- **Néfopam** (Acupan — antalgique) : 100 mg en seringue électrique sur 24 heures. Vous disposez d'ampoules de néfopam de 2 ml

dosées à 20 mg. Le protocole du service prévoit une dilution à 48 ml avec une solution de NaCl 0,9 %.

- **Kétamine** (anesthésique) : réalisation d'une seringue de 50 ml à la concentration suivante : 1 mg/1 ml. Vous disposez d'ampoules de kétamine de 5 ml dosées à 50 mg.

1. **Kétoprofène : calculez la quantité de produit à prélever et le débit de la perfusion.**
2. **Seringue de néfopam : calculez la quantité de néfopam (nombre d'ampoules) et de solution de NaCl 0,9 % à prélever, le débit en ml/h.**
3. **Seringue de kétamine : vous devez réaliser une seringue de 50 ml à la concentration suivante : 1 mg/1 ml, complétée avec du NaCl 0,9 %. Calculez le nombre d'ampoules de kétamine nécessaires, le volume de NaCl 0,9 % à prélever.**

61 M. T. est hospitalisé pour une péritonite (suite à une perforation rectale). Il présente par ailleurs une hypotension artérielle importante. Le médecin prescrit entre autres traitements :

- **Vancomycine** (antibiotique) : 3 g par 24 heures, à passer en continu en seringue électrique.
- **Noradrénaline** (stimulant cardiaque) : en seringue électrique, 0,2 mg/h. Le protocole du service prévoit une dilution à la concentration de 0,2 mg/ml dans une seringue de 40 ml.

Vous disposez de :

- **vancomycine** : flacon de poudre, 1 g à reconstituer avec de l'EPPI ;
- **noradrénaline** : ampoules de 4 ml dosées à 8 mg.

1. **Seringue de vancomycine : vous devez réaliser une seringue de 48 ml. Calculez le nombre de flacons de vancomycine nécessaires et le débit (ml/h).**
2. **Seringue de noradrénaline : vous devez réaliser une seringue de 40 ml à la concentration suivante : 0,2 mg/ml. Calculez la dose nécessaire (mg) de noradrénaline, le volume de liquide de complément et le débit (ml/h).**

62 Mme K. est hospitalisée en réanimation pour une insuffisance respiratoire (cancer pulmonaire). Une instabilité respiratoire nécessite une sédation. La prescription médicale, par voie intraveineuse, est la suivante :

- 250 ml de glucosé 5 % + 4 g de NaCl à passer en 24 heures,
- **Midazolam** (hypnotique, sédatif) en seringue électrique : 5 mg/h,
- **Sufentanil citrate** (Sufenta — analgésique majeur) en seringue électrique : 5 µg/h.

Vous disposez :

- d'ampoules de NaCl : 20 ml à 20 % ;
- de midazolam : ampoules de 10 ml dosées à 5 mg/ml ; seringue de 50 ml de midazolam, en solution pure ;

- de sufentanil citrate (Sufenta) : ampoules de 5 ml dosées à 250 µg. Seringue de 50 ml, préparée de la manière suivante : 1 ml correspond à 5 µg; complétée avec de l'EPPI.

1. **Glucosé 5 % : calculez le débit de la perfusion (ml/h car pompe volumétrique) en tenant compte du volume des ajouts d'électrolytes.**
2. **Seringue de midazolam : calculez le nombre d'ampoules de midazolam nécessaires, le débit (ml/h).**
3. **Seringue de sufentanil citrate : calculez la dose, le volume (ml) d'EPPI, le débit (ml/h).**

63 M. E., 75 ans, est hospitalisé dans un service de chirurgie orthopédique pour ablation de matériel (plaque et vis au niveau tibia et fibula) avec suspicion d'ostéite. Le médecin prescrit un traitement (intraveineux) antalgique et antibiotique :

- 500 ml de Ringer lactate à passer en 24 heures (garde veine);
- **ofloxacine** (Oflocet — antibiotique) : flacon de 40 ml (200 mg/40 ml), 2 fois par jour, en 30 minutes. Commencer à 8 heures;
- **rifampicine** (Rifadine — antibiotique) : 600 mg, 3 fois par jour, dans 125 ml de glucosé 5 %, en 30 minutes. Commencer à 14 heures;
- **néfopam** (Acupan — antalgique) : en seringue électrique, 5 mg/h. Vous disposez d'ampoules de néfopam de 2 ml dosées à 20 mg. Le protocole du service prévoit une dilution à 48 ml avec une solution de NaCl 0,9 %;
- **paracétamol IV** (antalgique) : 1 g, 4 fois par jour, flacon de 100 ml à passer en 30 minutes. Commencer à 18 heures.

1. **Ringer lactate : calculez le débit de la perfusion en ml/h (régulateur de débit).**
2. **Ofloxacine : calculez le débit de la perfusion (gouttes/min). Précisez les heures de départ de chaque perfusion d'ofloxacine.**
3. **Rifampicine : calculez le débit de la perfusion (gouttes/min). Précisez les heures de départ de chaque perfusion de rifampicine.**
4. **Seringue de néfopam : calculez la quantité de néfopam (nombre d'ampoules) et de solution de NaCl à prélever, le débit (ml/h).**
5. **Paracétamol IV : calculez le débit de la perfusion (gouttes/min). Précisez les heures de départ de chaque perfusion de paracétamol.**

64 Vous devez administrer à Hugo 550 mg de **vancomycine** (antibiotique) en injection intraveineuse continue.
Vous disposez de vancomycine : flacon de poudre à 1 g à reconstituer avec une ampoule de 20 ml d'eau pour préparation injectable.
Vous devez réaliser une seringue de 24 ml. Calculez le volume (ml) de vancomycine, le volume d'EPPI pour compléter la seringue (le débit doit être de 1 ml/h).

65 M. K. est traité en postopératoire par :
Ranitidine (Azantac — antisécrétoire gastrique) IV en seringue électrique : 130 mg/24 h.
Vous disposez d'ampoules de ranitidine 2 ml dosées à 50 mg.
Calculez la quantité de ranitidine et le nombre d'ampoules nécessaires, le volume de complément (seringue de 48 ml) et le débit (ml/h).

66 Le médecin prescrit à Sonia (8 kg) :
Bétaméthasone (Célestène — anti-inflammatoire stéroïdien) en solution buvable 15 gouttes/kg.
Vous disposez de bétaméthasone 0,05 % solution buvable en flacon de 30 ml (c'est-à-dire 1 200 gouttes).
Calculez le volume (ml) à prélever (vous ne disposez pas de pipette compte-gouttes mais d'une seringue graduée).

Niveau 4

67 M. U. est hospitalisé en service de médecine pour une suspicion d'angor. Il lui est prescrit, entre autres traitements, par voie intraveineuse :

- glucosé isotonique 500 ml sur 24 heures ;
- **héparine** (anticoagulant) : 30 000 UI/24 h en seringue électrique, en 2 × 12 heures. Le protocole du service prévoit une dilution à 36 ml avec du soluté glucosé isotonique. Vous disposez de flacons d'héparine de 5 ml dosés à 25 000 UI et de glucosé isotonique en poche de 50 ml ;
- **isosorbide dinitrate** (Risordan — vasodilatateur, dérivé nitré) : 15 mg/24 h en seringue électrique, en 3 × 8 heures. Le protocole du service prévoit une dilution à 48 ml avec du soluté glucosé isotonique. Vous disposez d'ampoules d'isosorbide dinitrate injectable de 10 ml dosées à 10 mg et de glucosé isotonique en poche de 50 ml.

1. **Calculez le débit du glucosé isotonique 500 ml sur 24 heures.**
2. **Calculez le nombre d'ampoules d'héparine nécessaires à la préparation de la seringue. Calculez le volume de soluté glucosé à 5 % nécessaire pour une seringue de 36 ml. Calculez le débit de la seringue électrique.**
3. **Calculez le nombre d'ampoules d'isosorbide dinitrate nécessaires à la préparation de la seringue. Calculez le volume de soluté glucosé à 5 % nécessaire pour une seringue de 48 ml. Calculez le débit de la seringue électrique.**

68 M. V. est hospitalisé en service de pneumologie pour traitement par chimiothérapie d'un cancer bronchique. La prescription comprend entre autres traitements :

- **topotécan** (Hycamtin — antinéoplasique) : 2,45 mg dans 125 ml de sérum physiologique en 30 min. *Présentation :* flacon de poudre pour usage parentéral de 4 mg à diluer avec 4 ml de solvant ;
- **cisplatine** (antinéoplasique) : 100 mg dans 500 ml de sérum physiologique en 2 heures. *Présentation :* solution injectable, flacons dosés à 50 mg/50 ml.

1. **Topotécan : calculez la quantité de produit à prélever et le débit de la perfusion.**
2. **Cisplatine : calculez la quantité de produit à prélever et le débit de la perfusion.**

69 M. S. est hospitalisé en hématologie pour le traitement d'un lymphome. Il lui est prescrit, entre autres traitements, un protocole de chimiothérapie :

- **doxorubicine** (Adriblastine — antinéoplasique) : 90 mg dans 100 ml de sérum glucosé à 5 % en 1 heure ; flacons de 50 mg à diluer dans 5 ml d'eau pour préparation injectable (EPPI) ;
- **cyclophosphamide** (Endoxan — antinéoplasique) : 1 300 mg dans 100 ml de sérum glucosé à 5 % en 3 heures ; flacons de 500 mg à diluer dans 5 ml d'eau pour préparation injectable ;
- **vindésine** (Eldisine — antinéoplasique) : 4 mg dans 100 ml de sérum glucosé à 5 % en 3 heures ; flacons de 4 mg à diluer dans 5 ml d'eau pour préparation injectable.

Calculez pour chaque perfusion la quantité de produit à prélever et le débit.

70 Mme J. est hospitalisée en service d'hématologie pour une cure de chimiothérapie (cancer du côlon et nombreuses localisations secondaires). Il lui est prescrit entre autres traitements :

Acide folinique (Lederfoline) : 400 mg par voie veineuse dans 250 ml de soluté glucosé à 5 % à passer en 1 heure.

Vous disposez de :

- flacons de poudre de 350 mg à diluer dans 17,5 ml d'eau pour préparation injectable (EPPI) ;
- flacons de 50 mg à diluer dans 2,5 ml d'EPPI.

Fluorouracil (antinéoplasique) : 700 mg par voie veineuse dans 100 ml de soluté glucosé à 5 % ; bolus à passer en 15 minutes.

Fluorouracil : 800 mg par voie veineuse en seringue électrique à passer en continu sur 24 heures, répartis en deux seringues. Chaque seringue est complétée par du chlorure de sodium à 9 ‰. Le protocole du service prévoit une dilution dans la seringue à 36 ml.

Vous disposez de :

- flacons de 5 ml dosés à 250 mg ;
- flacons de 10 ml dosés à 500 mg.

1. **Acide folinique : calculez le débit de la perfusion en tenant compte de l'adjonction de solution.**
2. **Fluorouracil en seringue électrique :**
   a. **calculez la quantité de Fluorouracil nécessaire à la préparation de la seringue ;**
   b. **calculez le volume de chlorure de sodium à 9 ‰ nécessaire pour une seringue de 36 ml ;**
   c. **calculez le débit de la seringue électrique.**

71 Mlle S. (50 kg) est hospitalisée pour tentative de suicide (ingestion de **diclofénac** [Voltarène], **bromazépam** [Lexomil], **paracétamol** [Doliprane]).
Un protocole de N-**acétylcystéine** (Hidonac) est mis en route à 20 heures :
- 150 mg/kg dans 250 ml de glucosé 5 % en 1 heure ;
- 50 mg/kg dans 500 ml de glucosé 5 % en 4 heures ;
- 100 mg/kg dans 1 000 ml de glucosé 5 % en 16 heures.

Vous disposez de flacons de 5 g pour 25 ml.
Planifiez le protocole.
1. **Calculez la quantité de N-acétylcystéine nécessaire à la préparation de chaque perfusion du protocole.**
2. **Calculez le débit des perfusions en tenant compte des ajouts.**

72 L., âgé de 33 semaines, est hospitalisé pour une infection materno-fœtale. Vous devez réaliser une solution héparinée afin d'éviter que la voie veineuse ne se bouche entre deux injections d'antibiotiques. La prescription est : 1 ml de solution héparinée = 1 UI d'**héparine.**
Vous disposez d'ampoules d'héparine 1 ml/5 000 UI, de flacons de 125 ml de glucosé 5 %, d'ampoules d'EPPI pour réaliser les dilutions.
Expliquez la réalisation de cette dilution.

73 V. est hospitalisé, c'est un grand prématuré et il présente une infection. Vous devez perfuser du **sulfate d'amikacine** (Amikacine Viatris — antibiotique, antibactérien) en seringue électrique. La prescription est la suivante : 4 mg dans 2 ml de glucosé 5 % en 30 minutes.
Vous disposez de sulfate d'amikacine en solution injectable 50 mg/ml.
1. **Expliquez la méthode de dilution.**
2. **Calculez le débit de la seringue électrique.**

74 Vous devez perfuser du **céfotaxime** (Claforan — antibiotique, antibactérien) en seringue électrique. La prescription est la suivante : 130 mg dans 2 ml en 30 minutes.
Vous disposez de flacons de céfotaxime (poudre : 500 mg par flacon ; à reconstituer avec de l'eau pour préparation injectable).
1. **Expliquez la méthode de dilution.**
2. **Calculez le débit de la seringue électrique.**

75 T. né à 27 semaines est à J 21 de son hospitalisation. Il pèse 1 125 g. Une alimentation par voie veineuse centrale arrive à son terme et avant son retrait il est prescrit une antibiothérapie.
Vous devez perfuser de la **vancomycine** (antibiotique, antibactérien) en seringue électrique. La prescription est la suivante : 40 mg/kg/jour. Chaque seringue est préparée dans 2,4 ml en 24 heures.
Vous disposez de flacons de vancomycine (poudre : 125 mg par flacon ; à reconstituer avec de l'eau pour préparation injectable).

1. **Expliquez la méthode de dilution.**
2. **Calculez le débit de la seringue électrique.**

76 A. est née à 28 semaines ; son poids est de 1 150 g à J 33 de son hospitalisation. Elle souffre d'une septicémie. Vous devez perfuser de la **rifampicine** (Rifadine — antibiotique, antibactérien) en seringue électrique. La prescription est la suivante : 8,5 mg dans 2 ml en 1 heure. Vous disposez de flacons de rifampicine (poudre : 600 mg par flacon ; à reconstituer avec de l'eau pour préparation injectable).

1. **Expliquez la méthode de dilution.**
2. **Calculez le débit de la seringue électrique.**

77 M. V. est hospitalisé en réanimation pour une péritonite.
Le programme d'anesthésie comprend :

- **sufentanil citrate** (Sufenta — analgésique majeur) : 10 µg/h. Seringue de 50 ml, préparée de la manière suivante : 1 ml correspond à 5 µg ; complétée avec de l'EPPI ;
- **midazolam** (Hypnovel — hypnotique, sédatif) : 10 mg/h. Seringue de 50 ml de midazolam (Hypnovel), en solution pure.

Puis ce programme est modifié, le médecin prescrit :

- **propofol** (Diprivan — agent anesthésique) : 100 mg/h ;
- **rémifentanil** (Ultiva — agent anesthésique) : 0,15 µg/kg/min, seringue de 50 ml.

Vous disposez de :

- **sufentanil citrate** : ampoule de 5 ml dosée à 250 µg ;
- **midazolam** : ampoule de 10 ml dosée à 50 mg ;
- **propofol** : seringue de 50 ml préremplie, dosée à 2 g/100 ml ;
- **rémifentanil** : flacon de poudre de 5 mg à reconstituer.

1. **Seringue de sufentanil citrate : calculez la dose nécessaire (µg) et le volume (ml) de sufentanil citrate, le volume (ml) d'EPPI, le débit (ml/h).**
2. **Seringue de midazolam : calculez le nombre d'ampoules de midazolam nécessaires, le débit (ml/h).**
3. **Seringue de propofol : calculez le débit (ml/h).**
4. **Seringue de rémifentanil : calculez le nombre d'ampoules à diluer pour obtenir une concentration de 100 µg/ml.**

78 M. C., 70 ans, est hospitalisé en réanimation pour une plaie craniocérébrale ouverte. Il est sédaté. Il est également nécessaire d'améliorer sa pression de perfusion cérébrale. La prescription médicale est, en seringue électrique :

- **midazolam** (Hypnovel — hypnotique, sédatif) : 20 mg/h ;
- seringue de 50 ml, préparée de la manière suivante : 1 ml correspond à 5 mg ;
- **sufentanil citrate** (Sufenta — analgésique majeur) : 20 µg/h. Seringue de 50 ml, préparée de la manière suivante : 1 ml correspond à 5 µg ; complétée avec de l'EPPI ;
- **dobutamine chlorhydrate** (Dobutrex — stimulant cardiaque) : 20 mg/h. Seringue de 50 ml, préparée de la manière suivante : 1 ml correspond à 5 mg ; dilution avec du liquide de complément.

Vous disposez de :

- midazolam : ampoules de 10 ml dosées à 50 mg ;
- sufentanil citrate : ampoules de 5 ml dosées à 250 µg ;
- dobutamine chlorhydrate : solution injectable, flacons dosés à 250 mg pour 20 ml.

1. **Seringue de midazolam : calculez le nombre d'ampoules de midazolam nécessaires et le débit (ml/h).**
2. **Seringue de sufentanil citrate : calculez la dose de sufentanil citrate, le volume (ml) d'EPPI, le débit (ml/h).**
3. **Seringue de dobutamine chlorhydrate (Dobutrex) : calculez le nombre d'ampoules de dobutamine nécessaires, le volume (ml) de liquide de complément, le débit (ml/h).**

Corrigés

Niveau 1

1

g	ml
10	100
y	10

$y \times 100 = 10 \times 10$

$y = \frac{10 \times 10}{100} = 1$ g de chlorure de sodium.

2

g	ml
10	100
Y	20

$y \times 100 = 20 \times 10$

$y = \frac{20 \times 10}{100} = 2$ g de chlorure de sodium.

3

g	ml
20	100
y	10

$y \times 100 = 10 \times 20$

$y = \frac{10 \times 20}{100} = 2$ g de chlorure de sodium.

4

g	ml
20	100
y	20

$y \times 100 = 20 \times 20$

$y = \dfrac{20 \times 20}{100} = 4$ g de chlorure de sodium.

5

g	ml
0,9	100
Y	5

$y \times 100 = 5 \times 0{,}9$

$y = \dfrac{5 \times 0{,}9}{100} = 0{,}045$ g de chlorure de sodium.

6

g	ml
0,9	100
y	20

$y \times 100 = 20 \times 0{,}9$

$y = \dfrac{20 \times 0{,}9}{100} = 0{,}18$ g de chlorure de sodium.

7

g	ml
10	100
Y	20

$y \times 100 = 20 \times 10$

$y = \dfrac{20 \times 10}{100} = 2$ g de chlorure de potassium.

8

g	ml
10	100
y	10

$$y \times 100 = 10 \times 10$$

$$y = \frac{10 \times 10}{100} = 1 \text{ g de chlorure de potassium.}$$

9

g	ml
7,46	100
y	20

$$y \times 100 = 20 \times 7{,}46$$

$$y = \frac{20 \times 7{,}46}{100} = 1{,}492 \text{ g de chlorure de potassium.}$$

10

g	ml
15	100
y	10

$$y \times 100 = 10 \times 15$$

$$y = \frac{10 \times 15}{100} = 1{,}5 \text{ g de chlorure de potassium.}$$

11

g	ml
5	100
y	125

$$y \times 100 = 125 \times 5$$

$$y = \frac{125 \times 5}{100} = 6{,}25 \text{ g de glucose.}$$

12

g	ml
30	100
y	250

$$y \times 100 = 250 \times 30$$

$$y = \frac{250 \times 30}{100} = 75 \text{ g de glucose.}$$

13

La quantité de Bétadine nécessaire est de :

ml (Bétadine)	ml (solution)
2	100
y	40

$$y \times 100 = 40 \times 2$$

$$y = \frac{40 \times 2}{100} = 0{,}8 \text{ ml de Bétadine.}$$

14

Le débit de la perfusion est égal à :

$$\frac{500 \times 20}{8 \times 60} = \frac{500}{8 \times 3} = 20{,}83, \text{ soit 21 gouttes par minute (par excès).}$$

15

Le débit de la perfusion est égal à :

$$\frac{1\,000 \times 20}{24 \times 60} = \frac{1\,000}{24 \times 3} = 13{,}88, \text{ soit 14 gouttes par minute (par excès).}$$

16

100 cl = 1 000 ml.

Le débit de la perfusion est égal à :

$$\frac{1\,000 \times 20}{8 \times 60} = \frac{1\,000}{8 \times 3} = 41{,}66, \text{ soit 42 gouttes par minute (par excès).}$$

17

Le débit de la perfusion est égal à :

$$\frac{250 \times 20}{90} = \frac{25 \times 20}{9} = 55{,}55, \text{ soit 56 gouttes par minute (par excès).}$$

18

Le débit de la perfusion est égal à :

$$\frac{100 \times 20}{30} = \frac{10 \times 20}{3} = 66{,}66, \text{ soit 67 gouttes par minute (par excès).}$$

19

Le débit de la perfusion est égal à :

$$\frac{100 \times 20}{60} = \frac{100}{3} = 33{,}33, \text{ soit 33 gouttes par minute (par défaut).}$$

20

Nombre d'UI (unités internationales) d'oxytocine (Syntocinon) par ml de solution :

UI	ml
5	50
y	1

$$y \times 50 = 1 \times 5$$

$$y = \frac{1 \times 5}{50} = 0{,}1\ \text{UI / ml}$$

21

Nombre de kcal/ml de Nutrison Energy Plus :

kcal	ml
2 000	1 500
y	1

$$y \times 1\,500 = 1 \times 2\,000$$

$$y = \frac{1 \times 2\,000}{1\,500} = 1{,}33\ \text{kcal / ml}$$

22

Dose quotidienne : 10 × 15 = 150 mg.

Dose par prise : $\frac{150}{3} = 50$ mg.

Nombre de comprimés par prise : $\frac{1 \times 50}{100} = \frac{1}{2}$ comprimé.

23

Volume de produit par injection : $\frac{90}{3} = 30$ mg
30 mg équivalent à 4 ml.
Type de seringue utilisé :
La solution la plus rationnelle consiste à prendre des seringues de 5 ml.

24

Volume de salbutamol nécessaire pour chaque aérosol :

mg	ml
50	10
5	y

$5 \times 10 = y \times 50$

$y = \frac{5 \times 10}{50} = 1\,\text{ml}$

Quantité de sérum physiologique : 5 – 1 = 4 ml.

25

Nombre d'ampoules de clomipramine chlorhydrate (Anafranil) :
1 + (2 × 2) + (3 × 8) = 1 + 4 + 24 = 29 ampoules.
Nombre de flacons de glucosé :
1 + 2 + 8 = 11 flacons.

26

Quantité de produit nécessaire à chaque injection :

mg	ml
0,5	2
0,25	y

$0{,}25 \times 2 = y \times 0{,}5$

$$y = \frac{0,25 \times 2}{0,5} = 1\ \text{ml}$$

1 ml de produit correspond à $\frac{1}{2}$ ampoule.

27

Quantité de produit nécessaire à chaque injection :

mg	ml
200	1
350	y

$$350 \times 1 = y \times 200$$

$$y = \frac{350 \times 1}{200} = 1,75\ \text{ml}$$

Ce qui correspond à 1 ampoule + $\frac{3}{4}$ d'ampoule.

28

Nombre de ml d'héparine à prélever :

ml	UI
5	25 000
y	40 000

$$y \times 25\,000 = 40\,000 \times 5$$

$$y = \frac{40\,000 \times 5}{25\,000} = \frac{40}{5} = 8\ \text{ml d'héparine.}$$

29

Nombre de ml d'héparine à prélever le 1er jour à 17 heures :

25 000 UI/24 h donc 12 500/12 h.

ml	UI
5	25 000
y	12 500

$$y \times 25\,000 = 12\,500 \times 5$$

$$y = \frac{12\,500 \times 5}{25\,000} = \frac{125}{50} = 2,5\ \text{ml d'héparine.}$$

Préparation à l'évaluation

Nombre de ml d'héparine à prélever le 1er jour à 23 heures :

30 000 UI/24 h donc 15 000/12 h.

$$y \times 25\,000 = 15\,000 \times 5$$

$$y = \frac{15\,000 \times 5}{25\,000} = \frac{15}{5} = 3 \text{ ml d'héparine.}$$

Nombre de ml d'héparine à prélever le 3e jour :

32 500 UI/24 h donc 16 250 UI/12 h.

$$y \times 25\,000 = 16\,250 \times 5$$

$$y = \frac{16\,250 \times 5}{25\,000} = \frac{1\,625}{500} = 3{,}25 \text{ ml d'héparine.}$$

30

Nombre de prises quotidiennes :

$$\frac{24}{6} = 4 \text{ prises}$$

Dose en mg/kg par prise :

$$\frac{60}{4} = 15 \text{ mg/kg et par prise.}$$

31

Nombre de ml de midazolam (Hypnovel) à prélever :

mg	ml
5	5
y	3

$$y \times 5 = 3 \times 5$$

$$y = \frac{3 \times 5}{5} = 3 \text{ ml de midazolam.}$$

32

Le débit de la perfusion est égal à :

$$\frac{50 \times 20}{30} = \frac{100}{3} = 33{,}33, \text{ soit 33 gouttes par minute (par défaut).}$$

Niveau 2

33

Quantité d'Hexanios :

$$7{,}5 \times \frac{0{,}5}{100} = 0{,}0375 \text{ L}$$

ml	sachet
25	1
37,5	y

$37{,}5 \times 1 = y \times 25$

$$y = \frac{37{,}5 \times 1}{25} = 1{,}5 \text{ sachet.}$$

Quantité d'eau :
7 500 – 37, 5 = 7 462,5 ml.

34

Quantité totale de solution :

$$8 \times \frac{3}{4} = 6 \text{ L}$$

Quantité de Surfanios :

$$6 \times \frac{0{,}25}{100} = 0{,}015 \text{ L}$$

0,015 L = 15 ml.

C'est-à-dire $\frac{3}{4}$ d'un sachet.

35

Nombre de mg à prélever :
La surface corporelle est de 1,7 m^2.
Il faut donc prélever : 80 × 1, 7 = 136 mg.
Nombre de ml de solution à prélever :

mg	ml
50	50
136	y

$136 \times 50 = y \times 50$

$$y = \frac{136 \times 50}{50} = 136 \text{ ml}$$

36

NaCl :

g	ml
20	100
3	y

$3 \times 100 = y \times 20$

$y = \frac{3 \times 100}{20} = 15$ ml de chlorure de sodium.

KCl :

g	ml
10	100
1	y

$1 \times 100 = y \times 10$

$y = \frac{1 \times 100}{10} = 10$ ml de chlorure de potassium.

Après adjonction, le flacon contiendra : 1 000 + 15 + 10 = 1 025 ml.

Le débit de la perfusion sera égal à :

$\frac{1025 \times 20}{8 \times 60} = \frac{1\,025}{8 \times 3} = 42{,}7$, soit 43 gouttes par minute (par excès).

37

NaCl :

g	ml
20	100
2	y

$2 \times 100 = y \times 20$

$y = \frac{2 \times 100}{20} = 10$ ml de chlorure de sodium.

KCl :

g	ml
10	100
2	y

$2 \times 100 = y \times 10$

$$y = \frac{2 \times 100}{10} = 20 \text{ ml}$$ de chlorure de potassium.

Après adjonction, le flacon contiendra : 1 000 + 10 + 20 = 1 030 ml.

Le débit de la perfusion sera égal à :

$$\frac{1\,030 \times 20}{12 \times 60} = \frac{1\,030}{12 \times 3} = 28{,}61$$, soit 29 gouttes par minute (par excès).

38

1. Quantité d'héparine prélevée :

ml	UI
5	25 000
y	15 000

$$y \times 25\,000 = 15\,000 \times 5$$

$$y = \frac{15\,000 \times 5}{25\,000} = \frac{15}{5} = 3 \text{ ml}$$ d'héparine.

Quantité de sérum physiologique prélevée :
48 ml – 3 ml = 45 ml de sérum physiologique.

2. Débit de la seringue électrique :

ml	h
48	24
y	1

$$y \times 24 = 1 \times 48$$

$$y = \frac{1 \times 48}{24} = 2$$

Le débit de la seringue électrique est de 2 ml/h.

39

1. Quantité d'héparine prélevée (pour 12 heures) :

ml	UI
1	5 000
y	14 000

$$y \times 5\,000 = 14\,000 \times 1$$

$$y = \frac{14\,000 \times 1}{5\,000} = 2{,}8 \text{ ml}$$ d'héparine.

Quantité de sérum physiologique prélevée :
48 ml – 2, 8 ml = 45, 2 ml de sérum physiologique.

2. Débit de la seringue électrique :

ml	h
48	12
y	1

$$y \times 12 = 1 \times 48$$

$$y = \frac{1 \times 48}{12} = 4$$

Le débit de la seringue électrique est de 4 ml/h.

40

1. Quantité d'héparine nécessaire pour une durée de 12 heures :

$$\frac{25\ 000}{2} = 12\ 500$$

12 500 UI/12 h.
Quantité d'héparine prélevée (pour 12 heures) :

ml	UI
1	5 000
y	12 500

$$y \times 5\ 000 = 12\ 500 \times 1$$

$$y = \frac{12\ 500 \times 1}{5\ 000} = 2{,}5 \text{ ml d'héparine}$$

Quantité de sérum physiologique prélevée :
36 ml – 2, 5 ml = 33, 5 ml de sérum physiologique.

2. Débit de la seringue électrique :

ml	h
36	12
y	1

$$y \times 12 = 1 \times 36$$

$$y = \frac{1 \times 36}{12} = 3$$

Le débit de la seringue électrique est de 3 ml/h.

41

1. Nombre d'ampoules de morphine nécessaires :

mg	ml
1	1
y	30

$y \times 1 = 30 \times 1$

$$y = \frac{30 \times 1}{1} = 30$$

La seringue contiendra 30 mg de morphine.

mg	ml
10	1
30	y

$30 \times 1 = y \times 10$

$$y = \frac{30 \times 1}{10} = 3\,\text{ml}$$

La seringue contiendra 3 ml de morphine; c'est-à-dire 3 ampoules (car 1 ampoule = 1 ml).

2. Calculez le volume d'eau pour préparation injectable (EPPI) nécessaire pour une seringue de 30 ml :

30 ml – 3 ml = 27 ml d'eau pour préparation injectable.

3. Volume injecté à chaque bolus de 1 mg

mg	ml
30	30
1	y

$1 \times 30 = y \times 30$

$$y = \frac{1 \times 30}{30} = 1\,\text{ml}$$

1 mg = 1 ml injecté à chaque bolus.

42

1. Quantité d'acide clavulanique/amoxicilline (Augmentin) nécessaire pour chaque seringue.

La quantité d'amoxicilline est de 3 g pour 24 heures à répartir en 2 fois. La quantité nécessaire est donc de $\frac{3}{2}$ = 1,5 g pour chaque seringue.

Quantité d'amoxicilline prélevée :

g	ml
1	10
1,5	y

$1,5 \times 10 = y \times 1$

$y = \frac{1,5 \times 10}{1} = 15$ ml de solution.

Quantité de soluté de NaCl à 0,9 % prélevée :
25 ml – 15 ml = 10 ml de NaCl.

2. Débit de la seringue électrique :

ml	min
25	30
y	60

$y \times 30 = 60 \times 25$

$y = \frac{60 \times 25}{30} = 2 \times 25 = 50$

Le débit de la seringue électrique est de 50 ml/h.

43

1. Quantité de méthylprednisolone (Solu-Médrol — anti-inflammatoire stéroïdien) et de solvant nécessaires pour chaque seringue :

$250 \text{ mg} = 120 \text{ mg} + 120 \text{ mg} + 10 \text{ mg}$

C'est-à-dire 2 flacons de 120 mg et la moitié d'un flacon de 20 mg. La quantité de solution de méthylprednisolone nécessaire est donc : 2 ml + 2 ml + 1 ml = 5 ml .

Quantité (nombre d'ampoules prélevées) de sérum physiologique prélevée :

48 ml – 5 ml = 43 ml de sérum physiologique.

2. Débit de la seringue électrique :

mg	h
48	4
y	1

$y \times 4 = 1 \times 48$

$y = \frac{1 \times 48}{4} = \frac{48}{4} = 12$

Le débit de la seringue électrique est de 12 ml/h.

44

1. Quantité de ceftriaxone (Rocéphine) prélevée :
1 g dilué avec une ampoule de 10 ml de solvant.
2. Débit de la seringue électrique :
Volume total de la seringue électrique : 10 ml de solution ceftriaxone + 40 ml de soluté glucosé = 50 ml.

ml	min
50	15
y	60

$y \times 15 = 60 \times 50$

$y = \frac{60 \times 50}{15} = 4 \times 50 = 200$

Le débit de la seringue électrique est de 200 ml/h.

45

Le 2e conditionnement est le plus adéquat (50 mg/2,5 ml)
Nombre de flacons nécessaires : 1.
Nombre de ml à prélever :

mg	ml
50	2,5
30	y

$y \times 50 = 30 \times 2{,}5$

$y = \frac{30 \times 2{,}5}{50} = \frac{75}{50} = 1{,}5$ ml de **clorazépate dipotassique** (Tranxène — anxiolytique).

46

Calculez le nombre d'ampoules d'urapidil (Eupressil) nécessaires :
Volume d'urapidil nécessaire :
La concentration demandée est 5 mg/ml de solution reconstituée.
Une ampoule d'urapidil : 50 mg/10 ml ou 5 mg/ml ; il n'est donc pas nécessaire de diluer ce produit.

ml	mg
10	50
50	y

$50 \times 50 = y \times 10$

$y = \frac{50 \times 50}{10} = 250$ mg d'urapidil, c'est-à-dire 5 ampoules de 10 ml.

Débit (ml/h) :

mg	ml
250	50
20	y

$20 \times 50 = y \times 250$

$$y = \frac{20 \times 50}{250} = \frac{100}{25} = 4 \text{ ml}$$

- 20 mg correspondent donc à 4 ml;
- 20 mg/h correspondent à un débit de 4 ml/h.

47

Débit de la seringue de propofol (Diprivan) :
200 mg = 0,2 g.

g	ml
1	50
0,2	y

$0{,}2 \times 50 = y \times 1$

$$y = \frac{0{,}2 \times 50}{1} = 10 \text{ ml}$$

Le débit de la seringue est de 10 ml/h.

48

Calculez le volume nécessaire (ml) d'insuline (Umuline) :
Contenu de la seringue de 50 ml :

UI	ml
1	1
y	50

$y \times 1 = 50 \times 1$

$$y = \frac{50 \times 1}{1} = 50 \text{ UI}$$

La seringue de 50 ml contient 50 UI d'insuline.

Nombre de ml d'insuline nécessaires :

UI	ml
100	1
50	y

$50 \times 1 = y \times 100$

$$y = \frac{50}{100} = 0{,}5 \text{ ml}$$

50 UI correspondent à 0,5 ml d'insuline.
Volume de liquide de complément :
50 ml – 0, 5 ml = 49, 5 ml.
Débit (ml/h) :
1 UI correspond à 1 ml.
1 UI/h correspond à un débit de 1 ml/h.

49

Débit de la première perfusion :

$\frac{500 \times 20}{12 \times 60} = \frac{500}{12 \times 3} = \frac{500}{36} = 13{,}88$ gouttes/min, soit 14 gouttes/min (par excès).

$\frac{500}{12} = 41{,}66 \text{ml / h}$, soit 41,7 ml/h par excès.
Débit de la première perfusion :

$\frac{800 \times 20}{12 \times 60} = \frac{800}{12 \times 3} = \frac{800}{36} = 22{,}22$ gouttes/min, soit 22 gouttes/min (par défaut).

$\frac{800}{12} = 66{,}66 \text{ ml / h}$, soit 66,7 ml/h par excès.

50

Nombre de g de glucides du plat :

$$\frac{250 \times 12}{100} = 30 \text{ g}$$

Nombre de calories :
30 × 4 × 1 000 = 120 000 cal.

51

Volume de liquide absorbé :
150 ml + 275 ml + 750 ml + 250 ml = 1 425 ml.
Pourcentage de liquide éliminé :
$\frac{1\,100}{1\,425} = 0{,}7719$, c'est-à-dire environ 77 %.

52

Quantité en kcal :

- de protides : $\frac{20 \times 1\,600}{100} = 320$ kcal;
- de lipides : $\frac{34 \times 1\,600}{100} = 544$ kcal;
- de glucides : $\frac{46 \times 1\,600}{100} = 736$ kcal.

Quantité en grammes :
- de protides : 320 ÷ 4 = 80 g;
- de lipides : 544 ÷ 9 = 60,44 g;
- de glucides : 736 ÷ 4 = 184 g.

53

Quantité consommée :
$85 \times 1{,}5 \times 31$
Nombre de bouteilles :
$\frac{85 \times 1{,}5 \times 31}{1{,}5} = 2\,635.$
Nombre de lots de 6 bouteilles :
$\frac{2\,635}{6} = 439{,}16$, soit 440 lots.

54

Durée annuelle de sommeil :
$7\text{ h} \times 365 = 2\,555\text{ h}$
$45\text{ min} \times 365 = 16\,425\text{ min}$
$2\,555\text{ h} \times 60 = 153\,300\text{ min}$
$153\,300 + 16\,425 = 169\,725\text{ min}$
$\frac{16\,9725}{60} = 2\,828{,}75$, soit 2 828 heures et 45 minutes
$\frac{2\,828}{24} = 117$ jours et 20 heures (le reste).
117 jours 20 heures et 45 minutes.

55

Temps en minutes :
$(30+45)\times 5=375$ min
Temps en heures et minutes :
$\frac{375}{60}$ = 6,25, soit 6 h 15 min (le reste de la division de 375 par 60 est de 15).

56

On peut transposer en minutes et calculer le nombre de jours :
$\frac{45\times 60}{(7\times 60)+30}=\frac{2\,700}{450}$ = 6 jours (ou considérer que l'on peut écrire 7 h 30 = 7,5 puis diviser 45 par 7,5).

57

Apports hydriques :
350 + (3 × 150) + 120 + (2 × 150) + 300 + 250 = 1 770 ml, soit 1,77 L.

$\frac{5\times 150}{1\,770}=\frac{750}{1\,770}=0{,}4237,$ soit 42 % des apports.

58

M. S. a bu :

$\frac{1{,}5}{2}$ = 0,75 L (il reste donc 0,75 L dans la bouteille).
Il devra boire au repas du soir :
1/3 × 0,75 = 0,25 L.

Niveau 3

59

1. Seringue de néfopam (Acupan) :
Volume de néfopam nécessaire :

ml	mg
2	20
y	80

$y\times 20=80\times 2$

$y=\frac{80\times 2}{20}=8$ ml

8 ml de néfopam sont nécessaires, c'est-à-dire 4 ampoules de 2 ml.
Quantité de NaCl 0,9 % prélevée :
48 ml – 8 ml = 40 ml de solution.

Débit de la seringue électrique :

ml	h
48	24
y	1

$y \times 24 = 1 \times 48$

$$y = \frac{1 \times 48}{24} = 2$$

Le débit de la seringue électrique est de 2 ml/h.

2. Seringue de tramadol (Topalgic — antalgique opioïde) :
Volume de tramadol nécessaire :

ml	mg
2	100
y	400

$y \times 100 = 400 \times 2$

$$y = \frac{400 \times 2}{100} = 8 \text{ ml}$$

8 ml de tramadol sont nécessaires, c'est-à-dire 4 ampoules de 2 ml.

Quantité de NaCl 0,9 % prélevée :

48 ml – 8 ml = 40 ml de solution.

Débit de la seringue électrique :

ml	h
48	24
y	1

$y \times 24 = 1 \times 48$

$$y = \frac{1 \times 48}{24} = 2$$

Le débit de la seringue électrique est de 2 ml/h.

60

1. Kétoprofène (Profénid) :
Quantité de produit à prélever :

mg	flacon
100	1
50	y

$50 \times 1 = y \times 100$

$y = \frac{50 \times 1}{100} = \frac{1}{2}$ flacon (ou la moitié du volume de solution du flacon totalement reconstitué).

Le débit de la perfusion sera égal à : $\frac{100 \times 20}{30} = \frac{200}{3} = 66{,}66$, soit 67 gouttes par minute (par excès).

2. Seringue de néfopam (Acupan) :

Volume de néfopam nécessaire :

ml	mg
2	20
y	100

$y \times 20 = 100 \times 2$

$y = \frac{100 \times 2}{20} = 10$ ml

10 ml de néfopam sont nécessaires, c'est-à-dire 5 ampoules de 2 ml.

Quantité de NaCl 0,9 % prélevée :

48 ml – 10 ml = 38 ml de solution.

Débit de la seringue électrique :

ml	h
48	24
y	1

$y \times 24 = 1 \times 48$

$y = \frac{1 \times 48}{24} = 2$

Le débit de la seringue électrique est de 2 ml/h.

3. Seringue de kétamine :

Nombre d'ampoules de kétamine nécessaire :

La concentration demandée est : 1 mg/1 ml de solution reconstituée; donc pour 50 ml de solution il nous faut 50 × 1 mg de produit (50 mg), c'est-à-dire 1 ampoule de 5 ml.

Volume de NaCl 0,9 % :

50 ml – 5 ml = 45 ml de NaCl 0,9 %.

61

1. Seringue de vancomycine :
Nombre de flacons nécessaires :

flacon	g
1	1
y	3

$y \times 1 = 3 \times 1$

y = 3 flacons (à compléter avec de l'EPPI, soit 48 ml).
Débit (ml/h) :

ml	h
48	24
y	1

$y \times 24 = 1 \times 48$

$$y = \frac{48}{24} = 2$$

Le débit de la seringue est de 2 ml/h.
2. Seringue de noradrénaline :
Dose de noradrénaline nécessaire :
La concentration demandée est : 0,2 mg/ml de solution reconstituée. Donc pour 40 ml de solution il nous faut 40 × 0,2 mg de produit (8 mg), c'est-à-dire 1 ampoule de 4 ml dosée à 8 mg.
Volume de liquide de complément :
40 ml – 4 ml = 36 ml.
Débit de la seringue électrique :
0,2 mg correspond à 1 ml.
0,2 mg/h correspond à un débit de 1 ml/h

62

1. Glucosé 5 % :
Volume de NaCl :

g	ml
20	100
4	y

$4 \times 100 = y \times 20$

$$y = \frac{4 \times 100}{20} = 20 \text{ ml}$$

Après adjonction le flacon contiendra : 250 ml + 20 ml = 270 ml.

Le débit de la perfusion est égal à : $\frac{270}{24} = 11{,}25$ ml / h.

2. Seringue de midazolam :

Nombre d'ampoules de midazolam nécessaires :

ml	amp.
10	1
50	y

$50 \times 1 = y \times 10$

$y = \frac{50 \times 1}{10} = 5$ ampoules de midazolam.

Débit (ml/h) :

5 mg correspondent à 1 ml.

5 mg/h correspondent à un débit de 1 ml/h.

3. Seringue de sufentanil citrate (Sufenta) :

Dose nécessaire (µg) et volume (ml) de sufentanil citrate :

ml	µg
1	5
50	y

$50 \times 5 = y \times 1$

$y = \frac{50 \times 5}{1} = 250\,\mu g$ de sufentanil citrate.

On sait qu'une ampoule de sufentanil citrate de 5 ml est dosée à 250 µg donc la quantité nécessaire pour la seringue de 50 ml est de 5 ml, soit une ampoule.

Volume (ml) d'EPPI :

Volume d'EPPI prélevée :

50 ml – 5 ml = 45 ml d'EPPI.

Débit (ml/h) :

µg	ml
250	50
5	y

$5 \times 50 = y \times 250$

$y = \frac{5 \times 50}{250} = 1$ ml

5 µg correspondent donc à 1 ml.

5 µg/h correspondent à un débit de 1 ml/h.

63

1. Ringer lactate :
Le débit de la perfusion est égal à :

$\frac{500}{24} = 20,83$ ml / h, soit 20,8 ml/h (par défaut).

2. Ofloxacine (Oflocet — antibiotique) :
Le débit de la perfusion est égal à :

$\frac{40 \times 20}{30} = 26,66$ gouttes/min, soit 27 gouttes/min (par excès).

Horaires de perfusion : 8 heures — 20 heures.

3. Rifampicine (Rifadine) :
Le débit de la perfusion est égal à :

$\frac{125 \times 20}{30} = 83,33$ gouttes/min, soit 83 gouttes/min (par défaut).

Horaires de perfusion : 14 heures — 22 heures — 6 heures.

4. Seringue de néfopam (Acupan) :
Volume de néfopam nécessaire :

mg	h
5	1
y	24

$y \times 1 = 24 \times 5$

y = 24 × 5 = 120 mg de néfopam pour 24 heures.

ml	mg
2	20
y	120

$y \times 20 = 120 \times 2$

$y = \frac{120 \times 2}{20} = 12$ ml.

12 ml de néfopam sont nécessaires, c'est-à-dire 6 ampoules de 2 ml.

Quantité de NaCl 0,9 % prélevée :

48 ml – 12 ml = 36 ml de NaCl 0,9 %.

Débit de la seringue électrique :

ml	h
48	24
y	1

$y \times 24 = 1 \times 48$

$$y = \frac{1 \times 48}{24} = 2$$

Le débit de la seringue électrique est de 2 ml/h.

5. Paracétamol IV :

Le débit de la perfusion est égal à :

$\frac{100 \times 20}{30} = 66,66$ gouttes/min, soit 67 gouttes/min (par excès).

Horaires de perfusion : 18 heures — 0 heure — 6 heures — 12 heures.

64

Volume de vancomycine nécessaire après reconstitution de la solution :

ml	mg
20	1 000
y	550

$$y \times 1\,000 = 550 \times 20$$

$$y = \frac{550 \times 20}{1\,000} = 11\ \text{ml}$$

Quantité d'EPPI de complément :

24 ml – 11 ml = 13 ml.

65

Ranitidine (Azantac — antisécrétoire gastrique) :

Quantité de produit à prélever :

ml	mg
2	50
y	130

$$y \times 50 = 130 \times 2$$

$$y = \frac{130 \times 2}{50} = 5,2\ \text{ml}$$

5,2 ml de ranitidine sont nécessaires, c'est-à-dire 2 ampoules entières et une troisième dans laquelle on prélève 1,2 ml, c'est-à-dire (2 × 2 ml) + 1,2 ml.

Volume du complément :

48 ml – 5, 2 ml = 42, 8 ml (d'EPPI).

Débit de la seringue électrique :

ml	h
48	24
y	1

$y \times 24 = 1 \times 48$

$y = \frac{1 \times 48}{24} = 2 ml / h$

66

Nombre de gouttes prescrites :
Le poids de l'enfant est de 8 kg.
15 × 8 = 120 gouttes prescrites.
Nombre de ml de bêtaméthasone (Célestène) à prélever :

ml	gtes
30	1 200
y	120

$y \times 1\ 200 = 120 \times 30$

$y = \frac{120 \times 30}{1\ 200} = 3\ ml$

Niveau 4

67

1. Débit du glucosé isotonique :

Le débit de la perfusion est égal à : $\frac{500 \times 20}{24 \times 60} = \frac{500}{24 \times 3} = 6,94$.

Soit 7 gouttes par minute (par excès).
2. Quantité d'héparine prélevée (pour 12 heures) :

$\frac{30\ 000}{2} = 15\ 000 UI / 12\ h$

ml	UI
5	25 000
y	15 000

$y \times 25\ 000 = 15\ 000 \times 5$

$y = \frac{15\ 000 \times 5}{25\ 000} = \frac{15}{3} = 3\ ml$ d'héparine.

Quantité de soluté glucosé prélevée :
36 ml – 3 ml = 33 ml de soluté glucosé.
Débit de la seringue électrique :

ml	h
36	12
y	1

$$y \times 12 = 1 \times 36$$

$$y = \frac{1 \times 36}{12} = 3$$

Le débit de la seringue électrique est de 3 ml/h.
3. Quantité d'isosorbide dinitrate (Risordan) prélevée (pour 8 heures) :

$$\frac{15}{3} = 5\ \text{mg}/8\text{h}$$

mg	ml
10	10
5	y

$$5 \times 10 = y \times 10$$

$y = \frac{5 \times 10}{10} = 5$ ml d'isosorbide dinitrate, soit ½ ampoule.
Quantité de soluté glucosé :
48 ml – 5 ml = 43 ml de glucosé.
Débit de la seringue électrique :

ml	h
48	8
y	1

$$y \times 8 = 1 \times 48$$

$$y = \frac{1 \times 48}{8} = 6$$

Le débit de la seringue électrique est de 6 ml/h.

68

1. Hycamtin, quantité de produit à prélever :

mg	ml
4	4
2,45	y

$$2,45 \times 4 = y \times 4$$

$$y = \frac{2,45 \times 4}{4} = 2,45 \text{ ml}$$

Débit de la perfusion :

$$\frac{(125 + 2,45) \times 20}{30} = \frac{2\ 549}{30} = 84,96$$

Le débit est de 85 gouttes/min (par excès).

2. Cisplatine (antinéoplasique), quantité de produit à prélever :

100 mg correspondent logiquement à 2 × 50 mg, c'est-à-dire 2 flacons de 50 mg (à diluer avec 100 ml).

Débit de la perfusion :

On retire 100 ml des 500 ml pour injecter 100 ml de cisplatine :

$$\frac{500 \times 20}{2 \times 60} = \frac{250}{3} = 83,33$$

Le débit est de 83 gouttes/min (par défaut).

69

1. Doxorubicine (Adriblastine — antinéoplasique), quantité de produit à prélever :

mg	ml
50	5
90	y

$$90 \times 5 = y \times 50$$

$$y = \frac{90 \times 5}{50} = \frac{90}{10} = 9 \text{ ml}$$

Débit de la perfusion :

$$\frac{(100 + 9) \times 20}{60} = \frac{109}{3} = 36,33$$

Le débit est de 36 gouttes/min par défaut.

2. Cyclophosphamide (Endoxan — antinéoplasique), quantité de produit à prélever :

mg	ml
500	5
1 300	y

$$1\ 300 \times 5 = y \times 500$$

$$y = \frac{1\ 300 \times 5}{500} = 13 \text{ ml}$$

Débit de la perfusion :

$$\frac{(100+13)\times 20}{3\times 60} = \frac{113}{3\times 3} = 12{,}55$$

Le débit est de 13 gouttes/min (par excès).

3. Vindésine (Eldisine — antinéoplasique), quantité de produit à prélever :

1 flacon de 4 mg à diluer dans 5 ml d'EPPI.

Débit de la perfusion :

$$\frac{(100+5)\times 20}{3\times 60} = \frac{105}{3\times 3} = 11{,}66$$

Le débit est de 12 gouttes/min par excès.

70

1. Acide folinique (Lederfoline), quantité de produit à prélever :

400 mg = 350 mg + 50 mg; le volume correspondant sera donc 17,5 ml + 2,5 ml = 20 ml de solution.

Débit de la perfusion :

$$\frac{(250+20)\times 20}{60} = \frac{270}{3} = 90$$

Le débit est de 90 gouttes/min.

2. Fluorouracil en seringue électrique :

Quantité nécessaire pour une durée de 12 heures :

$$\frac{800}{2} = 400$$

400 mg/12 heures

Quantité de Fluorouracil prélevée (pour 12 heures) :

mg	ml
500	10
400	y

$400 \times 10 = y \times 500$

$y = \frac{400 \times 10}{500} = 8$ ml de Fluorouracil.

Volume de chlorure de sodium à 9 ‰ prélevé :

36 ml – 8 ml = 28 ml de chlorure de sodium à 9 ‰.

Débit de la seringue électrique :

ml	h
36	12
y	1

$y \times 12 = 1 \times 36$

$y = \frac{1 \times 36}{12} = 3$

Le débit de la seringue électrique est de 3 ml/h.

71

Phase 1 : de 20 heures à 21 heures

Quantité de N-acétylcystéine (Fluimucil) à injecter :

Mlle S. pèse 50 kg, il faudra injecter 50 × 150 = 7 500 mg = 7,5 g.

Ce qui correspond en ml à :

g	ml
5	25
7,5	y

$7,5 \times 25 = y \times 5$

$y = \frac{7,5 \times 25}{5} = 7,5 \times 5 = 37,5$ ml

Débit de la perfusion :

$\frac{(250 + 37,5) \times 20}{60} = \frac{287,5}{3} = 95,83$

Le débit de la perfusion est de 96 gouttes/min (par excès).

Phase 2 : de 21 heures à 1 heure

Quantité de N-acétylcystéine à injecter :

Mlle S. pèse 50 kg, il faudra injecter 50 × 50 = 2 500 mg = 2, 5 g.

Ce qui correspond en ml à :

g	ml
5	25
2,5	y

$2,5 \times 25 = y \times 5$

$$y = \frac{2{,}5 \times 25}{5} = \frac{2{,}5 \times 5}{1} = 12{,}5 \text{ ml}$$

Débit de la perfusion :

$$\frac{(500 + 12{,}5) \times 20}{4 \times 60} = \frac{512{,}5}{4 \times 3} = 42{,}70$$

Le débit de la perfusion est de 43 gouttes/min (par excès).

Phase 3 : de 1 heure à 17 heures

Quantité de N-acétylcystéine à injecter :

Mlle S. pèse 50 kg, il faudra injecter 50 × 100 = 5 000 mg = 5 g.
Ce qui correspond en ml à :

g	ml
5	25
5	y

$$5 \times 25 = y \times 5$$

$$y = \frac{5 \times 25}{5} = 25 \text{ ml}$$

Débit de la perfusion :

$$\frac{(1\ 000 + 25) \times 20}{16 \times 60} = \frac{1\ 025}{16 \times 3} = 21{,}35$$

Le débit de la perfusion est de 21 gouttes/min (par défaut).

72

Méthode de dilution :

Il s'agit de réaliser des dilutions successives à partir de la solution initiale. Nous avons une solution : 1 ml/5 000 UI et nous souhaitons obtenir une solution : 125 ml/125 UI (ou 1 ml/1 UI).

1re étape :

ml	UI
1	5 000
0,5	y

$$0{,}5 \times 5\ 000 = y \times 1$$

$$y = \frac{0{,}5 \times 5\ 000}{1} = 2\ 500 \text{ UI}$$

Nous prenons 0,5 ml/2 500 UI auquel nous ajoutons 9,5 ml d'EPPI, nous obtenons 10 ml/2 500 UI.

2e étape :

ml	UI
10	2 500
0,5	y

$$0,5 \times 2\ 500 = y \times 10$$

$$y = \frac{0,5 \times 2\ 500}{10} = 125 UI$$

Nous prenons 0,5 ml/125 UI auquel nous ajoutons 124,5 ml de glucosé 5 %, nous obtenons 125 ml/125 UI (1 ml/1 UI).

73

1. Méthode de dilution :
1re étape :
Si nous ajoutons 4 ml d'EPPI à 1 ml de la solution de sulfate d'amikacine (Amikacine Viatris) initiale (50 mg/ml), nous obtenons une solution 50 mg/5 ml.
2e étape :

ml	mg
5	50
y	4

$$y \times 50 = 4 \times 5$$

$$y = \frac{4 \times 5}{50} = 0,4 \text{ ml}$$

Pour obtenir 4 mg, il faut prélever 0,4 ml de la solution 50 mg/5 ml. Nous ajoutons 1,6 ml de glucosé 5 % et nous obtenons une solution 4 mg/2 ml.

2. Débit de la seringue électrique :

ml	min
2	30
y	60

$$y \times 30 = 60 \times 2$$

$$y = \frac{60 \times 2}{30} = 4$$

Le débit de la seringue électrique est 4 ml/heure.

74

1. Méthode de dilution :

1re étape :

Si nous ajoutons 5 ml d'EPPI à 500 mg de **céfotaxime** (Claforan — antibiotique), nous obtenons une solution de 500 mg/5 ml.

2e étape :

ml	mg
5	500
y	130

$y \times 500 = 130 \times 5$

$$y = \frac{130 \times 5}{500} = 1,3 \text{ ml}$$

Pour obtenir 130 mg, il faut prélever 1,3 ml de la solution 500 mg/5 ml. Nous ajoutons 0,7 ml de glucosé 5 % et nous obtenons une solution 130 mg/2 ml.

2. Débit de la seringue électrique :

ml	min
2	30
y	60

$y \times 30 = 60 \times 2$

$$y = \frac{60 \times 2}{30} = 4$$

Le débit de la seringue électrique est 4 ml/heure.

75

1. Méthode de dilution :

Calcul de la dose prescrite :

1 125 g = 1,125 kg.

40 × 1,125 = 45 mg/24 h.

1re étape :

Si nous ajoutons 5 ml d'EPPI à 125 mg de vancomycine, nous obtenons une solution 125 mg/5 ml.

2e étape :

ml	mg
5	125
y	45

$y \times 125 = 45 \times 5$

$$y = \frac{45 \times 5}{125} = 1{,}8 \text{ ml}$$

Pour obtenir 45 mg, il faut prélever 1,8 ml de la solution 125 mg/5 ml. Nous ajoutons 0,6 ml de glucosé 5 % et nous obtenons une solution 45 mg/2,4 ml.

2. Débit de la seringue électrique :

ml	h
2,4	24
y	1

$$y \times 24 = 1 \times 2{,}4$$

$$y = \frac{1 \times 2{,}4}{24} = 0{,}1$$

Le débit de la seringue électrique est 0,1 ml/heure.

76

1. Méthode de dilution :

1re étape :

Si nous ajoutons 6 ml d'EPPI à 600 mg de rifampicine (Rifadine), nous obtenons une solution 600 mg/6 ml.

ml	mg
6	600
y	100

$$y \times 600 = 100 \times 6$$

$$y = \frac{100 \times 6}{600} = 1 \text{ ml}$$

Donc dans 1 ml de cette solution, nous avons 100 mg de rifampicine. Nous prenons 0,5 ml de cette solution auquel nous ajoutons 9,5 ml d'EPPI, nous obtenons une solution 50 mg/10 ml.

2e étape :

ml	mg
10	50
y	8,5

$$y \times 50 = 8{,}5 \times 10$$

$$y = \frac{8{,}5 \times 10}{50} = 1{,}7 \text{ ml}$$

Pour obtenir 8,5 mg, il faut prélever 1,7 ml de la solution 50 mg/10 ml. Nous ajoutons 0,3 ml de glucosé 5 % et nous obtenons une solution 8,5 mg/2 ml.

2. Débit de la seringue électrique :

Le débit de la seringue électrique est 2 ml/heure.

77

1. Seringue de sufentanil citrate (Sufenta) :

Dose nécessaire (µg) et volume (ml) de sufentanil citrate :

ml	µg
1	5
50	y

$50 \times 5 = y \times 1$

$$y = \frac{50 \times 5}{1} = 250 \text{ µg de sufentanil citrate.}$$

On sait qu'une ampoule de sufentanil citrate de 5 ml est dosée à 250 µg donc la quantité nécessaire pour la seringue de 50 ml est de 5 ml, soit une ampoule.

Volume (ml) d'EPPI :

Volume d'EPPI prélevée :

50 ml – 5 ml = 45 ml d'EPPI.

Débit (ml/h) :

µg	ml
250	50
10	y

$10 \times 50 = y \times 250$

$$y = \frac{10 \times 50}{250} = 2 \text{ ml}$$

10 µg correspondent donc à 2 ml.

10 µg/h correspondent à un débit de 2 ml/h.

2. Seringue de midazolam (Hypnovel) :

Nombre d'ampoules de midazolam :

ml	amp.
10	1
50	y

$50 \times 1 = y \times 10$

$$y = \frac{50 \times 1}{10} = 5 \text{ ampoules de midazolam.}$$

Débit (ml/h) :

mg	ml
50	10
10	y

$10 \times 10 = y \times 50$

$$y = \frac{10 \times 10}{50} = \frac{10}{5} = 2 \text{ ml}$$

10 mg correspondent à 2 ml.
10 mg/h correspondent à un débit de 2 ml/h.

3. Seringue de propofol (Diprivan) :

Débit (ml/h) :

Contenu de la seringue :

g	ml
2	100
y	50

$y \times 100 = 50 \times 2$

$$y = \frac{50 \times 2}{100} = 1 \text{ g.}$$

La seringue de 50 ml contient 1 g (1 000 mg) de propofol (Diprivan).

mg	ml
1 000	50
100	y

$100 \times 50 = y \times 1\,000$

$$y = \frac{100 \times 50}{1\,000} = 5$$

100 mg correspondent à 5 ml.
100 mg/h correspondent à un débit de 5 ml/h.

4. Seringue de rémifentanil (Ultiva) :

Nombre d'ampoules à diluer pour obtenir une concentration de 100 μg/ml :

μg	ml
100	1
y	50

$y \times 1 = 50 \times 100$

$y = 50 \times 100 = 5\,000$ µg de rémifentanil (c'est-à-dire 5 mg de rémifentanil puisque 1 mg = 1 000 µg).
On sait qu'un flacon de rémifentanil est dosé à 5 mg donc la quantité nécessaire pour la seringue de 50 ml est de 1 flacon.

78

1. Seringue de midazolam (Hypnovel) :
Nombre d'ampoules de midazolam :

ml	mg
1	5
50	y

$50 \times 5 = y \times 1$

$$y = \frac{50 \times 5}{1} = 250 \text{ mg}$$

La seringue contiendra 250 mg de midazolam.

mg	amp.
50	1
250	y

$250 \times 1 = y \times 50$

$$y = \frac{250 \times 1}{50} = 5 \text{ ampoules de midazolam.}$$

Débit (ml/h) :

mg	ml
50	10
20	y

$20 \times 10 = y \times 50$

$$y = \frac{20 \times 10}{50} = 4 \text{ ml}$$

20 mg correspondent donc à 4 ml.
20 mg/h correspondent à un débit de 4 ml/h.

2. Seringue de sufentanil citrate (Sufenta) :
Dose nécessaire (µg) et volume (ml) de sufentanil citrate :

ml	µg
1	5
50	y

$50 \times 5 = y \times 1$

$$y = \frac{50 \times 5}{1} = 250\ \mu g$$ de sufentanil citrate.

On sait qu'une ampoule de sufentanil citrate de 5 ml est dosée à 250 µg donc la quantité nécessaire pour la seringue de 50 ml est de 5 ml, soit une ampoule.

Volume (ml) d'EPPI :

Volume d'EPPI prélevé :

50 ml – 5 ml = 45 ml d'EPPI.

Débit (ml/h) :

µg	ml
5	1
20	y

$$20 \times 1 = y \times 5$$

$$y = \frac{20 \times 1}{5} = 4\ ml$$

20 µg correspondent donc à 4 ml.

20 µg/ h correspondent à un débit de 4 ml/h.

3. Seringue de dobutamine chlorhydrate (Dobutrex) :

Dose nécessaire (mg) et volume (ml) de dobutamine :

ml	mg
1	5
50	y

$$50 \times 5 = y \times 1$$

$$y = \frac{50 \times 5}{1} = 250\ mg$$ de dobutamine.

On sait qu'une ampoule de dobutamine de 20 ml est dosée à 250 mg, donc la quantité nécessaire pour la seringue de 50 ml est de 20 ml, soit une ampoule.

Volume (ml) de liquide de complément :

50 ml – 20 ml = 30 ml de liquide de complément.

Débit de la seringue (ml/h) :

mg	ml
5	1
20	y

$$20 \times 1 = y \times 5$$

$$y = \frac{20 \times 1}{5} = 4\ ml$$

20 mg correspondent à 4 ml.

20 mg/h correspondent à un débit de 4 ml/h.

Calculs de doses en SSPI, réanimation, USI, USC, et exemples d'exercices spécifiques aux IADE et MERM

Introduction

La Haute Autorité de santé rappelle que le fil conducteur de la sécurisation de l'administration médicamenteuse repose sur la règle des « cinq B » :

> *« Administrer au Bon patient, le Bon médicament, à la Bonne dose, sur la Bonne voie, au Bon moment. »*

La bonne dose

S'assurer d'administrer la bonne concentration, dilution, dose du médicament prescrit :

- vérifier les calculs de dose réalisés et, si besoin, faire vérifier par un autre professionnel ;
- l'infirmier(ère) doit connaître les doses « habituelles » des médicaments ;
- questionner le prescripteur ou le pharmacien lorsque la dose prescrite diffère de la posologie habituelle ;
- la dose prescrite est adaptée au patient (enfant, personne âgée, insuffisant rénal, etc.) ;
- une attention particulière est portée lors des calculs de dose et de dilution ;
- faire une double vérification en cas de doute sur les calculs et systématiquement pour certains médicaments considérés à risque et certains secteurs.

La Société française d'anesthésie et de réanimation, concernant les erreurs médicamenteuses, a mis en évidence les points suivants :

- le bon médicament : le choix des ampoules et des seringues constitue 50 % des erreurs, dont l'essentiel est dû à des cas de confusion de spécialité (62 %) ; quand il y a confusion de spécialités, l'erreur survient dans 55 % des cas au moment de

l'administration (erreur de seringue) et dans 45 % au moment de la reconstitution (il s'agit alors d'une erreur de spécialité ou d'une erreur d'étiquetage);
- le bon dosage : 11 % des erreurs (erreur de concentration du médicament);
- le bon dispositif médical d'administration : 26 % des erreurs;
- la bonne voie d'administration : 14 % des erreurs.

La gravité potentielle des erreurs médicamenteuses dans ce type de services ainsi que leur caractère évitable ont conduit à la mise en place de mesures comme la rédaction de protocoles de préparation des médicaments, le recours à des médicaments prêts à l'emploi par exemple.

Ce chapitre est destiné à vous familiariser avec des noms de produits, des dosages peu usités dans la pratique hospitalière courante, des méthodes de dilution particulières. Les exercices sont parfois présentés sans contexte (service, pathologie...), afin d'accéder directement à ce qui pose problème : la préparation du produit. Ces produits sont présentés sous différents dosages, volumes, formes, et leurs modes de préparation sous différents aspects (dilués ou non...). L'entraînement, par sa répétition et sa variété, va vous aider à améliorer votre rapidité et mieux appréhender la spécificité technique de la pratique dans ce type de service hospitalier.

« Plus je m'entraîne et plus j'ai de la chance. »
Arnold Palmer (joueur de golf professionnel).

Les quatre premiers exercices : nicardipine chlorhydrate (Loxen), sufentanil citrate (Sufenta), insuline, dopamine, sont commentés car leur résolution pourra servir de trame méthodologique pour certains autres problèmes, qui portent essentiellement sur la préparation et le calcul de débit de seringues électriques. Les derniers exercices sont des situations concrètes et contextualisées.

Règles fondamentales

Les unités de masse

Gramme	Décigramme	Centigramme	Milligramme			Microgramme
g	dg	cg	mg			µg

Le microgramme est une unité mille fois plus petite que le milligramme et donc :
1 mg = 1 000 µg ou encore : 1 µg = 0,001 mg.
Cette unité sera souvent utilisée dans ce chapitre en ce qui concerne la prescription, entre autres, des catécholamines et de morphiniques.

Exemple
Prescriptions en microgrammes (gamma) :
Exemples de prescriptions de catécholamines :
- ***adrénaline IV (intraveineuse) SE (seringue électrique) : 0,5 µg/kg/min;***
- ***dobutamine chlorhydrate (Dobutrex) IV SE : 5 µg/kg/min.***

Exemples de prescriptions de morphiniques :
- ***fentanyl IV SE : 90 µg/h;***
- ***sufentanil citrate (Sufenta) IV SE : 8 µg/h.***

Calcul d'un débit en ml/h à partir d'une prescription en µg/kg/min

Il est possible d'appliquer la formule suivante :

$$\underset{(\text{en ml/h})}{\text{Débit}} = \frac{\text{Prescription (en } \mu\text{g/kg/min)} \times \text{Poids du patient (en kg)} \times 60 \text{ (min)}}{\text{Concentration de la seringue (en } \mu\text{g/ml)}}$$

Si la prescription est exprimée en mg/kg/min, il suffit de convertir les mg en µg et d'appliquer la formule ci-dessus.

Volume total d'une seringue électrique (en général)

48 ml (ou 24 ml…) : quand le débit et la dose sont fixes sur 24 heures

Exemple
Tramadol (antalgique) IV en seringue électrique, 300 mg/24 h :
Vous disposez d'ampoules de tramadol de 2 ml dosées à 100 mg/2 ml. Vous préparez une seringue de 48 ml. Le produit est à diluer avec du NaCl.

50 ml (ou 40 ou 30 ml…) : quand la concentration du produit est fixe mais que le débit est susceptible de varier

Le débit à calculer ne dépend pas du volume final de la seringue mais de la concentration du produit dans cette seringue.

Exemple
Nicardipine chlorhydrate (Loxen — antihypertenseur) IV en seringue électrique, 5 mg/h :
Vous disposez d'ampoules de nicardipine chlorhydrate de 10 ml dosées à 10 mg/10 ml. Vous préparez une seringue de 50 ml. Le produit est utilisé non dilué.

Exemple
Noradrénaline (stimulant cardiaque) IV en seringue électrique, 0,3 µg/kg/min :
Vous préparez une seringue de 40 ml. La concentration du produit doit être de 0,2 mg/ml.

Autonomie d'une bouteille d'oxygène

Le volume des bouteilles est le plus souvent de 2 ou 5 L.
L'autonomie (en minutes), c'est-à-dire le temps d'administration possible, se calcule grâce à la loi de Mariotte :

$$\text{Autonomie} = \frac{\text{Volume} \times \text{Pression}}{\text{Débit}}.$$

Volume = volume de la bouteille (en L).
Pression = pression affichée de la bouteille (en bars).
Débit = débit indiqué par le débitmètre (en L/min).

Exemple
La bouteille d'oxygène a un volume de 5 L, le manomètre indique 100 bars et le débit est de 4 L/min.
L'autonomie est de : $\frac{5 \times 100}{4}$ ***= 125 minutes (2 heures et 5 minutes).***
Attention d'éviter d'utiliser une bouteille qui a ou qui va avoir (dans le cas d'un déplacement) une faible pression ; il faudra prévoir une marge de sécurité dont le calcul n'est pas envisagé ici.

Exercices d'application

79 La prescription médicale est la suivante

Nicardipine chlorhydrate IV en seringue électrique : 8 mg/h pendant 1 heure puis 5 mg/h jusqu'à l'obtention d'une tension artérielle inférieure ou égale à 150 mmHg.
Vous disposez d'ampoules de nicardipine chlorhydrate de 10 ml dosées à 10 mg.
Le produit est à diluer avec de l'eau pour préparation injectable (EPPI). La concentration du produit doit être de 0,5 mg/ml dans une seringue de 50 ml.
Calculez la quantité (mg) et le volume de nicardipine chlorhydrate, le volume d'EPPI, les deux débits (ml/h).

Réponse

Quantité de nicardipine chlorhydrate :
Elle doit tenir compte de la concentration prescrite (0,5 mg/ml) rapportée au volume final de la seringue (50 ml).

mg	ml	$y \times 1 = 50 \times 0,5$
0,5	1	$y = \frac{50 \times 0,5}{1} = 25\text{ mg}$
y	50	

Il doit y avoir 25 mg de nicardipine chlorhydrate dans la seringue de 50 ml, ce qui correspond à un certain volume à calculer.

Volume de nicardipine chlorhydrate :
Vous disposez d'ampoules de nicardipine chlorhydrate de 10 ml dosées à 10 mg.

mg	ml	$25 \times 10 = y \times 10$
10	10	$y = \frac{25 \times 10}{10} = 25\ ml$
25	y	

Volume de liquide de complément :
50 ml – 25 ml = 25 ml d'EPPI.
Calcul des débits :
Il y a 25 mg de nicardipine chlorhydrate dans la seringue de 50 ml.
– Pour une prescription de 8 mg/h :

mg	ml	$8 \times 50 = y \times 25$
25	50	$y = \frac{8 \times 50}{25} = 16\ ml$
8	y	

Le débit est donc de 16 ml/h.
– Pour une prescription de 5 mg/h :

mg	ml	$5 \times 50 = y \times 25$
25	50	$y = \frac{5 \times 50}{25} = 10\ ml$
5	y	

Le débit est donc de 10 ml/h.
On remarquera qu'une concentration fixée au départ (0,5 mg/ml) permet des ajustements de débit plus faciles (moins de risque d'erreur de calcul) et plus rapides : ici, le rapport pour passer des mg aux ml est de 2 :
0,5 mg → 1 ml; 8 mg → 16 ml; 5 mg → 10 ml.

80 Autre exemple : seringues de sufentanil citrate (Sufenta)

Les seringues de sufentanil citrate peuvent être préparées à une concentration de 10 µg/ml. Le produit se présente sous la forme d'ampoules de 250 µg/5 ml à compléter avec de l'EPPI.

Réponse

Si la seringue à utiliser fait 50 ml :

µg	ml	$y \times 1 = 50 \times 10$
10	1	$y = \frac{50 \times 10}{1} = 500\ \mu g$
y	50	

500 µg de sufentanil citrate, c'est-à-dire 2 ampoules ou encore 10 ml puisqu'une ampoule fait 5 ml.
Il suffit alors de compléter la seringue avec 40 ml d'EPPI (50 – 10) pour obtenir au final une solution à 10 µg/ml.

Si le médecin, avec cette concentration, prescrit par exemple : sufentanil citrate 20 μg/h; on en déduit facilement le débit : 20 μg/h, c'est-à-dire 2 × (10 μg/ml) → 2 ml/h.

81 Le cas de l'insuline (Actrapid, par exemple)

L'insuline (Actrapid) peut être prescrite en UI (unité internationale)/h; une seringue de 50 ml est préparée à une concentration de 1 UI/ml. L'insuline se présente sous une forme dosée à 100 UI/ml.

Réponse

On prélève donc :

UI	ml	$y \times 1 = 50 \times 1$ $y = \frac{50 \times 1}{1} = 50\ \text{UI}$
1	1	
y	50	

50 UI, c'est-à-dire 0,5 ml (puisqu'on a 100 UI pour 1 ml).
On complète avec 49,5 ml de soluté de NaCl 0,9 % (50 – 0,5).
Si le médecin, avec cette concentration, prescrit par exemple : insuline IV en seringue électrique 7 UI/h; on en déduit facilement le débit : 7 UI/h, c'est-à-dire 7 × (1 UI/ml) → 7 ml/h.

82 La prescription médicale est la suivante

Dopamine (drogue vasoactive utilisée dans le traitement des états de choc) IV en seringue électrique : 5 μg/kg/min.
Vous disposez d'ampoules de dopamine de 5 ml dosées à 10 mg/ml.
Le produit s'utilise non dilué. Le patient pèse 70 kg.
Vous préparez une seringue de 50 ml.
Calculez le volume de dopamine et la quantité de dopamine (mg) dans la seringue et le débit adapté à la prescription médicale.

Réponse

Volume de dopamine :
La seringue a un volume de 50 ml.

amp	ml	$y \times 5 = 50 \times 1$ $y = \frac{50 \times 1}{5} = 10$ ampoules de dopamine.
1	5	
y	50	

Quantité de dopamine :
Les ampoules sont dosées à 10 mg/ml, donc une ampoule de 5 ml contient 5 × 10 = 50 mg de dopamine.
10 ampoules de dopamine contiennent 10 × 50 = 500 mg de dopamine.
Débit de la seringue électrique :
Il faut convertir la prescription en mg/h car nous avons des μg/kg/min.
5 μg/kg/min équivalent à 5 (μg) × 70 (kg) × 60 (min) = 21 000 μg/h = 21 mg/h.

mg	ml	$21 \times 50 = y \times 500$
500	50	$y = \frac{21 \times 50}{500} = 2{,}1$ ml
21	y	

Le débit est donc de 2,1 ml/h.

Autre calcul :

Il est possible d'appliquer la formule suivante (voir « Calcul d'un débit en ml/h à partir d'une prescription en µg/kg/min » plus haut) :

$$\underset{(\text{en ml/h})}{\text{Débit}} = \frac{\text{Prescription (en µg/kg/min)} \times \text{Poids du patient (en kg)} \times 60 \text{ (min)}}{\text{Concentration de la seringue (en µg/ml)}}$$

La concentration de la seringue est de (produit non dilué) = 10 mg/ml = 10000 µg/ml.

$$\text{Débit} = \frac{5 \times 70 \times 60}{10\,000} = 2{,}1 \text{ ml/h}.$$

Il est essentiel de s'assurer de la concordance d'unité entre la prescription médicale et la concentration de la seringue.
Si la prescription est exprimée en mg/kg/min, il suffit de convertir les mg en µg et d'appliquer la formule ci-dessus.

Exercices

83

La prescription médicale est la suivante :
Urapidil (Eupressil — antihypertenseur) IV en seringue électrique : 10 mg/h.
Vous disposez d'ampoules d'urapidil de 10 ml dosées à 50 mg. Le produit est utilisé non dilué.
Calculez la quantité d'urapidil (mg), le nombre d'ampoules nécessaires pour une seringue de 50 ml et le débit (ml/h).

84

La prescription médicale est la suivante :
Doxorubicine (Adriblastine — antinéoplasique) en intraveineuse lente (pousse-seringue électrique [PSE]) : 72 mg en 30 minutes.
Vous disposez de flacon de lyophilisat de 50 mg à reconstituer avec 25 ml d'eau pour préparation injectable.
Calculez le volume de doxorubicine (volume total de la seringue) et le débit de la seringue.

85

La prescription médicale est la suivante :
Noradrénaline (stimulant cardiaque) IV en seringue électrique : 1 mg/h.
Vous disposez d'ampoules de noradrénaline de 4 ml dosées à 2 mg/ml.
Dilution du produit : 3 ampoules de noradrénaline pour une seringue de 48 ml. Le produit est à diluer avec de l'eau pour préparation injectable.
Calculez le volume et la quantité de noradrénaline (mg), le volume d'EPPI, le débit (ml/h).

86

La prescription médicale est la suivante :
Furosémide (diurétique) IV en seringue électrique : 1,5 g/jour.
Vous disposez d'ampoules de furosémide de 25 ml dosées à 250 mg.
Le produit s'utilise non dilué. Vous préparez une seringue de 50 ml.
Calculez le débit de la seringue électrique.

87

La prescription médicale est la suivante :
Ésoméprazole (Inexium — inhibiteur de la pompe à protons) IV en seringue électrique : 8 mg/h.
Vous disposez de flacons de poudre dosés à 40 mg à reconstituer avec de l'EPPI.
Vous préparez une seringue de 50 ml.
Expliquez le mode de préparation de la seringue.

88

La prescription médicale est la suivante :
Desmopressine acétate (Minirin — traitement des accidents hémorragiques) IV en seringue électrique : 1 μg/24 h.
Vous disposez d'ampoules de 1 ml dosées à 4 μg/ml à reconstituer avec de l'EPPI.
Le volume final de la seringue est de 24 ml.
Calculez le volume (ml) de desmopressine, le volume d'EPPI, le débit adapté à la prescription médicale.

89

La prescription médicale est la suivante :
Noradrénaline (stimulant cardiaque) IV en seringue électrique : 3 mg/h.
Vous disposez d'ampoules de noradrénaline de 4 ml dosées à 8 mg/4 ml.

Le produit est à diluer avec de l'eau pour préparation injectable. La concentration du produit doit être de 1 mg/ml. Vous préparez une seringue de 50 ml.
Calculez la quantité (mg) et le volume de noradrénaline, le volume d'EPPI, le débit de la seringue.

90

La prescription médicale est la suivante :
Cisatracurium (Nimbex — curare, relaxant musculaire) IV en seringue électrique : 20 mg/h.
Vous disposez d'ampoules de cisatracurium de 30 ml dosées à 5 mg/ml.
Le produit s'utilise non dilué. Vous préparez une seringue de 50 ml.
Calculez la quantité de cisatracurium et le débit.

91

La prescription médicale est la suivante :
- héparine (anticoagulant) IV en seringue électrique : 15000 UI/24 h;
- puis, après avoir consulté le résultat de surveillance biologique (TCA, temps de céphaline activée), la prescription est modifiée et passe à 20000 UI/24 h.

Vous préparez une seringue de 48 ml. Le produit est dilué de la manière suivante : 4 ml d'héparine + 44 ml de sérum physiologique.
Vous disposez de flacons d'héparine dosés à 5000 UI/ml.
Calculez les deux débits de la seringue au regard des deux prescriptions.

92

La prescription médicale est la suivante :
Dobutamine chlorhydrate (Dobutrex — stimulant cardiaque) IV en seringue électrique : 5 µg/kg/min.
Vous disposez de flacons de dobutamine chlorhydrate de 20 ml dosées à 250 mg.
Le patient pèse 70 kg.
Vous préparez une seringue de 50 ml contenant 1 flacon de dobutamine chlorhydrate dilué avec de l'EPPI.
Calculez la quantité (mg) de dobutamine chlorhydrate, le volume d'EPPI, le débit (ml/h).

93

La prescription médicale est la suivante :
Adrénaline (traitement des états de choc) IV en seringue électrique : 3 mg/h.
Vous disposez d'ampoules d'adrénaline de 5 ml dosées à 1 mg/ml.

Le produit est utilisé non dilué. La concentration du produit dans la seringue doit être de 1 mg/ml. Vous préparez une seringue de 20 ml.
Calculez le nombre d'ampoules à prélever, le débit de la seringue.

94

Mme S., hospitalisée en soins intensifs, doit partir en service de radiologie pour un scanner de contrôle. Elle est sous oxygène à 2 L/min. Le manomètre indique une pression de 100 bars. La bouteille a un volume de 5 L. Vous estimez la durée de l'examen (déplacements et attente compris) à 3 heures.
La patiente peut-elle se rendre à l'examen ?

95

Mme C., 67 kg, est hospitalisée en réanimation suite à une gastrectomie partielle; elle doit être sédatée pour une endoscopie de contrôle. Le médecin prescrit : sufentanil citrate en bolus de 0,3 μg/kg.
Vous disposez d'ampoules de sufentanil citrate de 50 μg/10 ml.
Calculez la dose et le volume à administrer.

96

Mme C., 80 kg, présente une infection urinaire. Le médecin prescrit : gentamicine sulfate (Gentamicine Panpharma — antibiotique) IV en seringue électrique : 5 mg/kg/jour 1 fois/jour en 30 minutes.
Vous disposez d'ampoules de gentamicine sulfate dosées à 40 mg/2 ml ou 80 mg/2 ml ou 120 mg/2 ml. Le produit est à diluer avec du NaCl. Le volume final de la seringue est de 30 ml.
Calculez la quantité (mg) et le volume (nombre de flacons) de gentamicine, le volume de liquide de complément, le débit de la seringue.

97

M. K., 80 kg, présente une infection sur une plaie opératoire. Le médecin prescrit : sulfate d'amikacine (Amikacine Viatris — antibiotique) IV en seringue électrique : 15 mg/kg/jour en 1 heure.
Vous disposez de flacons de poudre dosés à 250 mg ou 500 mg, à reconstituer avec du NaCl.
Le volume final de la seringue est de 50 ml.
Calculez la quantité (mg) de sulfate d'amikacine et le débit de la seringue électrique.

98

Un patient diabétique, insuffisant rénal (restriction hydrique), à jeun, doit recevoir 150 g d'hydrate de carbone (glucose) par 24 heures. Cet apport est réalisé par perfusion. Vous disposez de flacons de soluté glucosé 5 % (G5%) et glucosé 30 %.

Calculez le volume à injecter (en choisissant le pourcentage le plus adapté pour le patient) et le débit (régulateur de débit, débit en ml/h).

99

Arthur, un enfant de 10 kg et âgé de 12 mois, présente un arrêt cardiaque. Le médecin prescrit, entre autres traitements : adrénaline, bolus IV de 10 µg/kg toutes les 5 minutes jusqu'à la reprise de la fonction cardiaque.
Vous disposez d'ampoules d'adrénaline dosées à 1 mg/1 ml ou 5 mg/1 ml. Le produit est à diluer avec du NaCl 0,9 %.
Vous préparez une seringue de 10 ml. La concentration du produit doit être de 1 mg/10 ml.
Calculez la quantité (mg) et le volume d'adrénaline, le volume de NaCl 0,9 % et le volume à injecter.

100

M. P. est hospitalisé en réanimation; il a été opéré d'une valve cardiaque. Il présente dans les suites opératoires une insuffisance rénale. Pour pallier la baisse de la diurèse, le médecin prescrit : furosémide (diurétique) IV en seringue électrique : 1 g/jour.
Vous disposez d'ampoules de furosémide de 25 ml dosées à 250 mg. Le produit s'utilise non dilué. Vous préparez une seringue de 50 ml.
Le patient répond bien au traitement et la diurèse devient trop importante. Le médecin modifie la prescription de furosémide à 750 mg/jour.
Calculez le volume (ml) de furosémide et les deux débits au regard des deux prescriptions médicales.

101

M. S. est hospitalisé en réanimation; il a été opéré de la valve mitrale. Dans les suites opératoires, il présente un épisode de TACFA (tachyarythmie complète par fibrillation auriculaire) persistante. Le médecin prescrit : amiodarone chlorhydrate (Cordarone — antiarythmique) IV en seringue électrique : 900 mg/24 h.
Vous disposez d'ampoules d'amiodarone chlorhydrate de 3 ml dosées à 150 mg. Vous préparez une seringue de 48 ml. Le produit est à diluer avec du glucosé 5 %.
La fréquence cardiaque de M. S. diminue de manière importante (55/min). Le médecin modifie la prescription : amiodarone chlorhydrate à 600 mg/24 h.
Calculez le volume (nombre d'ampoules) d'amiodarone chlorhydrate, le volume de glucosé 5 % et les deux débits au regard des deux prescriptions médicales.

102

M. L. est hospitalisé en réanimation; il a bénéficié d'un double pontage coronarien. Dans les suites opératoires, le médecin

prescrit de l'héparine (anticoagulant) IV en seringue électrique : 10 000 UI/24 h.
Vous préparez une seringue selon le protocole suivant : 10 000 UI/48 ml; le volume de complément est du NaCl 0,9 %. Vous disposez de flacons de 5 ml d'héparine dosés à 5000 UI/ml.
Dans les suites opératoires, le TCA est trop bas (1,3 fois le témoin); le médecin augmente les doses d'héparine à 15 000 UI/24 h.
Puis le TCA augmente (3 fois le témoin) et le médecin diminue les doses d'héparine à 12 500 UI/24 h.
Calculez le volume (ml) d'héparine, le volume de NaCl 0,9 % et les trois débits au regard des trois prescriptions médicales.

103

M. L., 80 ans, 70 kg, diabétique et insuffisant rénal est admis en SSPI (salle de surveillance postinterventionnelle) après une oropharyngectomie (cancer de la cavité buccale) avec reconstruction par lambeau; son état se dégrade. Le médecin prescrit, entre autres traitements :

- en perfusion continue (réalimentation) : Bionolyte G5 % 1 000 ml + 2 g de KCl + 2 g de gluconate de calcium, à passer en 12 heures (dispositif Dial-a-flow, débit en ml/h). Vous disposez d'ampoules de KCl dosées à 1 g/10 ml et d'ampoules de gluconate de calcium dosées à 1 g/10 ml;
- **héparine** (anticoagulant, vascularisation du lambeau) IV en seringue électrique : 22 500 UI/24 h. Vous disposez de flacons d'héparine de 5 ml dosés à 25 000 UI. Vous préparez une seringue de 48 ml. Vous diluez avec du NaCl 0,9 %;
- **noradrénaline** (stimulant cardiaque) IV en seringue électrique : 0,3 µg/kg/min. Vous disposez d'ampoules de noradrénaline de 4 ml dosées à 8 mg/4 ml. Vous préparez une seringue de 40 ml. Le produit est à diluer avec du NaCl 0,9 %. La concentration du produit doit être de 0,2 mg/ml;
- **morphine** (PCA, *Patient-Controlled Analgesia*) IV en seringue électrique : bolus de 1 mg. Dose en continu : 0. Vous préparez une seringue de 50 ml à la concentration de 1 mg/ml. Le produit est à diluer avec du NaCl 0,9 %. Vous disposez d'ampoules de morphine de 1 ml dosées à 10 mg/ml;
- **insuline** (Actrapid — hypoglycémiant) IV en seringue électrique, selon le protocole suivant :

Protocole d'utilisation de l'insuline IV en pousse-seringue électrique	
Glycémie capillaire	*Insuline*
Inf. à 0,9 g/L	Apport en glucose sur prescription médicale
De 0,9 à 1,49 g/L	1 UI/h

Protocole d'utilisation de l'insuline IV en pousse-seringue électrique	
De 1,5 à 1,99 g/L	2 UI/h
De 2 à 2,49 g/L	3 UI/h
De 2,5 à 2,99 g/L	4 UI/h
De 3 à 4 g/L	6 UI/h
Sup. à 4 g/L	Contrôle par bandelette urinaire et avis médical

Vous disposez de flacons d'insuline de 3 ml dosés à 100 UI/ml. Vous préparez une seringue de 50 ml à la concentration de 1 UI/ml. Le produit est à diluer avec du NaCl 0,9 %.
La glycémie est à 2,35 g/L et vous adaptez le débit en fonction du protocole ; après ce changement, la glycémie est à 1,87 g/L et vous adaptez de nouveau le débit.
Calculez le débit de la perfusion continue en tenant compte du volume des ajouts d'électrolytes.
Expliquez la préparation des différents produits (volume de produit, nombre d'ampoules, volumes de liquide de complément) et calculez les débits des seringues électriques.

104

M. D., 76 kg, est hospitalisé en service de soins intensifs. Il est à J2 de son intervention (triple pontage coronarien et remplacement de la valve aortique) ; une voie veineuse centrale a été posée. Il présente ce jour : un épisode de tachycardie (traité par amiodarone chlorhydrate), une hypertension artérielle (traitée par nicardipine chlorhydrate — Loxen), une insuffisance rénale (traitée par furosémide), un diabète insulinodépendant (traité par NovoRapid), des douleurs liées à la sternotomie (traitées par tramadol). Il est également sous anticoagulant (héparine). Ces traitements sont administrés en seringues électriques. En perfusion continue : un soluté et des électrolytes (débit contrôlé par régulateur de débit de type pompe volumétrique).
Les prescriptions sont les suivantes :

- **Amiodarone chlorhydrate** (antiarythmique) IV en seringue électrique : 300 mg/24 h. Vous disposez d'ampoules d'amiodarone chlorhydrate de 3 ml dosées à 150 mg. Vous préparez une seringue de 48 ml. Le produit est à diluer avec du glucosé 5 %.
- **Nicardipine chlorhydrate** (Loxen — antihypertenseur) IV en seringue électrique : 5 mg/h. Vous disposez d'ampoules de nicardipine chlorhydrate de 10 ml dosées à 10 mg/10 ml. Vous préparez une seringue de 50 ml. Le produit est utilisé non dilué.
- **Furosémide** (diurétique) IV en seringue électrique : 125 mg/24 h. Vous disposez d'ampoules de furosémide de 25 ml dosées à

250 mg. Le produit s'utilise non dilué. Vous préparez une seringue de 13 ml.

- **Insuline** (NovoRapid — hypoglycémiant) IV en seringue électrique :
  - Glycémie = 1,92 g/L → prescription : 2 U/h.
  - Puis, sous l'effet de la noradrénaline, glycémie = 3,05 g/L → prescription : 4 U/h. Vous disposez de flacons d'insuline de 10 ml dosés à 100 U/ml. Le produit est à diluer avec du sérum physiologique. La concentration du produit doit être de 1 U/ml pour un volume total de 40 ml.
- **Tramadol** (antalgique) IV en seringue électrique : 300 mg/24 h. Vous disposez d'ampoules de tramadol de 2 ml dosées à 100 mg/2 ml. Vous préparez une seringue de 48 ml. Le produit est à diluer avec du sérum physiologique.
- **Héparine** (anticoagulant) IV en seringue électrique :
  - première prescription : 25 000 UI/24 h. Vous disposez de flacons d'héparine de 5 ml dosés à 5 000 UI/ml. Vous préparez une seringue de 48 ml. Vous diluez avec du NaCl à 0,9 % ;
  - deuxième prescription : le TCA (temps de céphaline activée) étant trop bas (1,3 fois le témoin), le médecin augmente les doses d'héparine à 27 500 UI/24 h (la seringue n'est pas à refaire; seul le débit change).
- En perfusion continue (débit contrôlé par régulateur de débit de type pompe volumétrique) : flacon de 250 ml de NaCl à 0,9 % + 1 g de $MgSO_4$ + 1 g de $CaCl_2$ à passer en 24 heures. Vous disposez d'ampoules de $MgSO_4$ de 10 ml à 10 % et d'ampoules de $CaCl_2$ de 10 ml à 10 %.

Expliquez la préparation des différents produits (volume de produit, nombre d'ampoules, volume de liquide de complément) et calculez les débits des seringues électriques.
Calculez le débit de la perfusion continue en tenant compte du volume des ajouts d'électrolytes.

105

M. G., 60 ans, est admis en SSPI après une intervention chirurgicale (colostomie après occlusion intestinale compliquée d'une péritonite). Le patient pèse 80 kg pour une taille de 1,72 m. Le médecin prescrit, à 14 heures, entre autres traitements :

- En perfusion continue : NaCl 0,9 % 1 L + 2 g de KCl à passer en 24 heures (régulateur de débit, débit en ml/h). Vous disposez d'ampoules de KCl de 10 ml dosées à 0,10 g/ml.
- **Xylocard** (lidocaïne) IV en seringue électrique : 1,33 mg/kg/h. Vous disposez d'ampoules de Xylocard de 20 ml dosées à 50 mg/ml. Vous préparez une seringue de 50 ml. Le produit est à diluer avec du NaCl à 0,9 %. La concentration du produit doit être de 20 mg/ml.

- **Tramadol** (antalgique) IV en seringue électrique : 200 mg/24 h. Vous disposez d'ampoules de tramadol de 2 ml dosées à 100 mg/2 ml. Vous préparez une seringue de 48 ml. Le produit est à diluer avec du NaCl à 0,9 %.
- **Paracétamol** (antalgique) en perfusion : 1 g × 4/jour. Vous disposez de poches de 100 ml dosées à 10 mg/ml. La durée de la perfusion est de 15 minutes.
- **Métoclopramide** (Primpéran — neuroleptique, antinauséeux, favorise la reprise du transit) : 10 mg × 3/jour en IV lente. Vous disposez d'ampoules de 2 ml dosées à 5 mg/ml. La première injection est programmée à 14 heures.
- **Tazocilline** (antibiotique) IV en seringue électrique : 16 g/24 h. Vous disposez de flacons de poudre dosés à 4 g à reconstituer avec du NaCl à 0,9 %. Vous préparez une seringue de 48 ml.
- **Énoxaparine sodique** (Lovenox — anticoagulant) : injection en sous-cutanée de 4000 UI à réaliser dans 6 heures. Vous disposez d'énoxaparine sodique, solution injectable en seringue préremplie :
  - énoxaparine sodique 2000 UI/0,2 ml;
  - énoxaparine sodique 4000 UI/0,4 ml;
  - énoxaparine sodique 6000 UI/0,6 ml;
  - énoxaparine sodique 8000 UI/0,8 ml.

Calculez le débit de la perfusion continue en tenant compte du volume des ajouts d'électrolytes.

Expliquez la préparation des différents produits (volume de produit, nombre d'ampoules, volume de liquide de complément) et calculez les débits des seringues électriques. Planifiez les traitements quand cela est nécessaire (repère de départ des planifications : 14 heures).

106

Mme K., 70 ans, est admise en SSPI après une intervention de Wertheim (hystérectomie et lymphadénectomie). La patiente pèse 80 kg pour une taille de 1,60 m. Elle a comme antécédent une hypertension artérielle; elle est très algique à son retour du bloc opératoire et évalue sa douleur à 7 à l'EVA (échelle visuelle analogique). Le médecin prescrit, à 16 heures, entre autres traitements :

- en perfusion continue : **Bionolyte G5** (apport calorique glucidique et équilibration hydroélectrolytique, solution pour perfusion prête à l'emploi) 1 L + 2 g de NaCl à passer en 24 heures (dispositif régulateur de débit, débit en ml/h). Vous disposez d'ampoules de NaCl de 10 ml dosées à 1 g/10 ml;
- **Ésoméprazole** (Inexium — antisécrétoire gastrique) en perfusion : 40 mg/24 h. À diluer dans 100 ml de NaCl 0,9 %. La durée de perfusion est de 20 minutes. Vous disposez de flacons de poudre de 40 mg;

- **Paracétamol** (antalgique) en perfusion : 1 g × 4/jour. Vous disposez de poches de 100 ml dosées à 10 mg/ml. La durée de perfusion est de 15 minutes;
- **Néfopam** (Acupan — antalgique) et **dropéridol** (Droleptan — traitement des nausées et vomissements) associés dans la même seringue électrique, IV :
  - néfopam : 120 mg/24 h,
  - dropéridol : 2,5 mg/24 h. Vous disposez d'ampoules de **néfopam** de 20 mg/2 ml et d'ampoules de **dropéridol** (Droleptan) de 2,5 mg/1 ml. Vous préparez une seringue de 48 ml. Les produits sont à diluer avec du NaCl 0,9 %;
- **Naropéine** (antalgique) et **sufentanil citrate** (analgésique majeur), associés, en seringue de PCEA (*Patient-Controlled Epidural Analgesia* — les produits sont injectés dans l'espace péridural). La seringue est préparée de la manière suivante :
  - naropéine : 200 mg,
  - sufentanil citrate : 50 µg. La prescription médicale concernant le sufentanil citrate est : 4 µg/h; bolus : 2,5 µg; période réfractaire : 30 minutes. Les produits sont utilisés purs. Vous disposez de poches de naropéine de 100 ml dosées à 2 mg/ml et d'ampoules de sufentanil citrate dosées à 50 µg/10 ml;
- **Urapidil** (Eupressil — antihypertenseur) IV en seringue électrique : 20 mg/h (prescription en attente, c'est-à-dire après l'action des analgésiques et une titration — la titration est le fait d'administrer de petites quantités d'un médicament jusqu'à obtention de l'effet désiré). Vous disposez d'ampoules d'urapidil de 10 ml dosées à 50 mg. Le produit est utilisé non dilué; la seringue est de 50 ml;
- **Énoxaparine sodique** (Lovenox — anticoagulant) : injection en sous-cutanée de 4000 UI à réaliser dans 6 heures.

Calculez le débit de la perfusion continue en tenant compte du volume des ajouts d'électrolytes.

Expliquez la préparation des différents produits (volume de produit, nombre d'ampoules, volume de liquide de complément) et calculez les débits des seringues électriques. Planifiez les traitements quand cela est nécessaire (repère de départ de planification : 16 heures).

Le dropéridol IV se présente sous deux formes : 2,5 mg/1 ml et 1,25 mg/2,5 ml. Expliquez ce qui différencie ces deux présentations.

Calculez le volume total de produit dans la seringue de PCEA.

Calculez le nombre d'ampoules de sufentanil citrate pour 24 heures.

107

M. A., âgé de 60 ans, est hospitalisé en service de réanimation chirurgicale spécialisée. Il est en postopératoire de son intervention (remplacement de valve aortique). Une voie veineuse centrale a été posée. Il a déjà présenté dans ses antécédents une thrombopénie induite à l'héparine. Les médecins ont fait le choix de le mettre sous **danaparoïde sodique** (Orgaran — traitement prophylactique de la maladie thromboembolique compte tenu de ses antécédents). Ces traitements sont administrés en seringue électrique. En perfusion continue : une solution de nutrition parentérale avec des électrolytes (débit contrôlé par régulateur de débit de type pompe volumétrique). Les prescriptions sont les suivantes :

- **Dobutamine chlorhydrate** (catécholamine pour lutter contre le syndrome de bas débit en postopératoire) IV en seringue électrique : 50 mg/h. Vous disposez d'ampoules de dobutamine chlorhydrate de 20 ml dosées à 250 mg. La dobutamine chlorhydrate se dilue dans du sérum glucosé à 5 % ;
- **Amiodarone chlorhydrate** (antiarythmique) IV en seringue électrique : 900 mg/24 h. Vous disposez d'ampoules d'amiodarone chlorhydrate de 3 ml dosées à 150 mg. Vous préparez une seringue de 48 ml. Le produit est à diluer avec du glucosé 5 % ;
- **Hydrocortisone** (hémisuccinate d'hydrocortisone) IV en seringue électrique : 200 mg/24 h. Vous disposez d'ampoules d'hémisuccinate d'hydrocortisone de 2 ml dosées à 100 mg ;
- **Danaparoïde sodique** (Orgaran — prophylaxie de la maladie thromboembolique) IV en seringue électrique :
  - 2 500 UI en bolus de charge,
  - 400 UI/h au cours des 4 premières heures,
  - 300 UI/h sur les 3 heures suivantes,
  - 200 UI/h sur les heures et jours suivants en dose d'entretien. Vous disposez d'ampoules de danaparoïde sodique de 0,6 ml dosées à 750 UI. Afin de permettre les adaptations de dose, le protocole du service préconise la préparation d'une seringue électrique de solution de danaparoïde sodique dosée à 100 UI/ml dans 60 ml. Le danaparoïde sodique se conserve au réfrigérateur et se dilue avec du NaCl à 0,9 % ;
- **Kabiven** 1 400 kcal (nutrition parentérale) : 1 poche de 1 540 ml/24 h avec 2 g de $CaCl_2$ et 3 g de $MgSO_4$. Vous disposez d'ampoules de $CaCl_2$ de 10 ml dosées à 10 % et d'ampoules de $MgSO_4$ de 10 ml dosées à 15 % ;
- **Rémifentanil** (Ultiva — agent analgésique de la classe des stupéfiants) : 45 mg/24 h sur une voie veineuse isolée. Vous disposez de flacons de poudre de rémifentanil de 5 mg à reconstituer avec 5 ml de solvant. La solution reconstituée de rémifentanil dans la seringue électrique doit être à la concentration de 250 µg/ml.

Expliquez la préparation des différents produits (volume de produit, nombre d'ampoules, volumes de liquide de complément) et calculez les débits des seringues électriques.

Pour Orgaran, spécialité que vous n'avez pas en dotation, vous réalisez une commande auprès de la pharmacie à usage intérieur pour 48 heures de traitement : calculez le nombre d'ampoules à commander.

Calculez le débit de la perfusion continue en tenant compte des volumes de $CaCl_2$ et $MgSO_4$ ajoutés.
Calculez les modalités de reconstitution de rémifentanil (Ultiva) pour respecter la concentration de 250 µg/ml et calculez le débit de cette (ou ces) seringue(s) électrique(s) sur voie veineuse isolée.

Corrigés

83

Quantité d'urapidil (Eupressil) à prélever :

ml	mg	$50 \times 50 = y \times 10$
10	50	$y = \frac{50 \times 50}{10} = 250$ mg
50	y	

Nombre d'ampoules à prélever :

amp	mg	$y \times 50 = 250 \times 1$
1	50	$y = \frac{250 \times 1}{50} = 5$ ampoules
y	250	

Débit de la seringue électrique :
Il doit être de 10 mg/h. Le produit est utilisé pur, donc 50 mg dans 10 ml.

mg	ml	$10 \times 10 = y \times 50$
50	10	$y = \frac{10 \times 10}{50} = 2$ ml
10	y	

Le débit est donc de 2 ml/h.

84

La quantité de **doxorubicine** (Adriblastine — antinéoplasique) est donnée : 72 mg.
Volume de la seringue :

ml	mg	$y \times 50 = 72 \times 25$
25	50	$y = \frac{72 \times 25}{50} = 36$ ml
y	72	

Débit de la seringue électrique :

ml	min	$y \times 30 = 60 \times 36$
36	30	$y = \frac{60 \times 36}{30} = 72\,ml$
y	60	

Le débit est donc de 72 ml/h.

85

Volume de noradrénaline :
3 ampoules de 4 ml équivalent à un volume de $3 \times 4 = 12$ ml.
Quantité de noradrénaline :
Une ampoule de 4 ml dosée à 2 mg/ml équivaut à une ampoule de 2 mg $\times$ 4 = 8 mg.
3 ampoules de 8 mg équivalent à $3 \times 8 = 24$ mg.
Volume de liquide de complément :
48 ml – 12 ml = 36 ml d'EPPI.
Débit de la seringue électrique :
Rappel de la prescription médicale : 1 mg/h.

mg	ml	$1 \times 48 = y \times 24$
24	48	$y = \frac{1 \times 48}{24} = 2\,ml$
1	y	

Le débit est donc de 2 ml/h.

86

Il faut rechercher à quel volume de furosémide correspond la prescription. Puis, rapporter ce volume sur 24 heures à un volume sur 1 heure pour obtenir le débit.
Volume de furosémide sur 24 heures :
1,5 g = 1 500 mg

mg	ml	$1\,500 \times 25 = y \times 250$
250	25	$y = \frac{1500 \times 25}{250} = 150\,ml$
1 500	y	

Il faut donc prévoir 3 seringues de 50 ml sur 24 heures.
Débit de la seringue électrique :
Il y a 150 ml en 24 heures; ce qui équivaut à un débit de $\frac{150}{24}$ ml/h, c'est-à-dire 6,25 ml/h.

87

Quantité d'ésoméprazole (Inexium) :
40 mg (1 flacon) à diluer avec 50 ml d'EPPI.
Débit de la seringue électrique :

mg	ml	$8 \times 50 = y \times 40$
40	50	$y = \frac{8 \times 50}{40} = 10\,ml$
8	y	

C'est-à-dire un débit de 10 ml/h.

88

Volume de desmopressine (Minirin) :

µg	ml	$1 \times 1 = y \times 4$
4	1	$y = \frac{1 \times 1}{4} = 0{,}25\,ml$
1	y	

Volume de liquide de complément :
24 ml – 0, 25 ml = 23, 75 ml d'EPPI.
Débit de la seringue électrique :
Nous avons 1 µg dans une seringue complétée à 24 ml ; sachant que la prescription est de 1 µg/24 h, le débit sera de 24 ml/24 h, soit un débit de 1 ml/h.

89

Quantité de noradrénaline :
La concentration de la seringue est de 1 mg/ml.

mg	ml	$y \times 1 = 50 \times 1$
1	1	$y = \frac{50 \times 1}{1} = 50\,mg$
y	50	

Volume de noradrénaline

mg	ml	$50 \times 4 = y \times 8$
8	4	$y = \frac{50 \times 4}{8} = 25\,m$
50	y	

Volume de liquide de complément :
50 – 25 = 25 ml d'EPPI.

Débit de la seringue électrique :

mg	ml	$3 \times 50 = y \times 50$
50	50	$y = \frac{3 \times 50}{50} = 3\ ml$
3	y	

Le débit est donc de 3 ml/h.

90

Quantité de cisatracurium (Nimbex)
Il y a 5 mg de cisatracurium par ml, donc pour réaliser une seringue de 50 ml de cisatracurium pur :

mg	ml	$y \times 1 = 5 \times 50$
5	1	$y = \frac{5 \times 50}{1} = 250\ mg$
y	50	

Débit de la seringue électrique :

mg	ml	$20 \times 50 = y \times 250$
250	50	$y = \frac{20 \times 50}{250} = 4\ ml$
20	y	

Le débit est donc de 4 ml/h.

91

Nombre d'UI d'héparine dans la seringue électrique :

UI	ml	$y \times 1 = 4 \times 5\,000$ $y = 20\,000$ UI
5 000	1	
y	4	

Calcul du premier débit :

UI	ml	$15\,000 \times 48 = y \times 20\,000$
20 000	48	$y = \frac{15\,000 \times 48}{20\,000} = 36\ ml$
15 000	y	

Pour cette prescription, il faut passer 36 ml en 24 heures. Ce qui donne un débit de $\frac{36}{24} = 1{,}5\ ml / h$.

Préparation à l'évaluation

Calcul du deuxième débit :

UI	ml	$20\,000 \times 48 = y \times 20\,000$
20 000	48	$y = \frac{20\,000 \times 48}{20\,000} = 48 \text{ ml}$
20 000	y	

Pour cette prescription, il faut passer 48 ml en 24 heures. Ce qui donne un débit de $\frac{48}{24} = 2 \text{ ml/h}$.

Le changement de débit d'une seringue électrique en cours d'administration doit prendre en compte la concentration de la solution initiale.

92

Volume et quantité de dobutamine chlorhydrate :
Le volume de dobutamine chlorhydrate est de 20 ml; la quantité est de 250 mg comme indiqué dans l'énoncé.
Volume de liquide de complément :
50 ml – 20 ml = 30 ml d'EPPI.
Débit de la seringue électrique :
On recherche la quantité de produit à passer par minute, le poids du patient étant de 70 kg.
(5 µg × 70)/ min= 350 µg/min.
Ce qui donne par heure : 350 × 60 = 21 000 µg/h, ce qui équivaut à 21 mg/h.
On recherche l'équivalence en ml :

mg	ml	$21 \times 50 = y \times 250$
250	50	$y = \frac{21 \times 50}{250} = 4{,}2 \text{ ml}$
21	y	

Le débit est donc de 4,2 ml/h.
Autre calcul :
Il est possible d'appliquer la formule suivante (voir « Introduction ») :

$$\textbf{Débit (en ml/h)} = \frac{\textbf{Prescription (en µg/kg/min)} \times \textbf{Poids du patient (en kg)} \times \textbf{60 (min)}}{\textbf{Concentration de la seringue (en µg/ml)}}$$

La concentration de la seringue est de (produit non dilué) : 250 mg/50 ml = 5 mg/ml = 5 000 µg/ml.

Le débit sera de : $\frac{5 \times 70 \times 60}{5\,000} = 4{,}2 \text{ ml/h}$.

93

Nombre d'ampoules d'adrénaline à prélever :
La seringue est dosée à 1 mg/ml ; dans une seringue de 20 ml, il y a donc 1 mg × 20 = 20 mg.
Il y a 5 mg dans une ampoule de 5 ml. Le nombre d'ampoules est donc :

mg	amp	$20 \times 1 = y \times 5$
5	1	$y = \frac{20 \times 1}{5} = 4$ ampoules
20	y	

Débit de la seringue :
La prescription est de 3 mg/h. La concentration du produit dans la seringue est de 1 mg/ml.

mg	ml	$3 \times 1 = y \times 1$
1	1	$y = \frac{3 \times 1}{1} = 3\,\text{ml}$
3	y	

Le débit est donc de 3 ml/h.

94

L'autonomie est de (loi de Mariotte) : $\frac{5 \times 100}{2} = 250$ minutes (4 heures et 10 minutes).
La patiente peut se rendre à l'examen (l'absence de Mme S. étant estimée à 3 heures).

95

Dose de sufentanil citrate à administrer :
0,3 µg/kg correspond à une dose de 0, 3 × 67 = 20,1 µg.
Volume à administrer :

µg	ml	$20,1 \times 10 = y \times 50$
50	10	$y = \frac{20,1 \times 10}{50} = 4,02\,\text{ml}$
20,1	y	

Le volume à administrer est de 4 ml (par défaut).

96

Quantité de gentamicine sulfate :
5 mg/kg/jour = 5 × 80 = 400 mg/jour.
Volume de gentamicine sulfate :
Le choix se fait en fonction de critères économiques (éviter le gaspillage de produit) et ergonomiques (minimum de manipulation).

Nous prélèverons 3 ampoules de 120 mg et 1 ampoule de 40 mg. Ce qui correspond à 4 ampoules de 2 ml, c'est-à-dire 8 ml.
Volume de liquide de complément :
30 ml – 8 ml = 22 ml de NaCl.
Débit de la seringue électrique :
30 ml à passer en 30 minutes; ce qui correspond, pour 1 heure, à un débit de 60 ml/h.

97

Quantité de sulfate d'amikacine :
15 mg/kg/jour = 15 × 80 = 1 200 mg/jour.
Débit de la seringue électrique :
Le débit est de 50 ml/h.

98

Volume à injecter :
– Glucosé 5 % :

g	ml	$150 \times 100 = y \times 5$
5	100	$y = \frac{150 \times 100}{5} = 3000$ ml
150	y	

– Glucosé 30 % :

g	ml	$150 \times 100 = y \times 30$
30	100	$y = \frac{150 \times 100}{30} = 500$ ml
150	y	

Le glucosé 30 % est plus adapté car le patient est en restriction hydrique.
Débit :

$$\frac{500}{24} = 20,8$$

Le débit sera de 21 ml/h (par excès).

99

Quantité et volume d'adrénaline :
1 mg/10 ml, ce qui correspond à 1 ml (une ampoule dosée à 1 mg/1 ml).
Volume de NaCl 0,9 % :
10 – 1 = 9 ml de NaCl 0,9 %.
Volume à injecter :
Le poids étant de 10 kg : 10 µg × 10 = 100 µg = 0, 1 mg à injecter toutes les 5 minutes.

mg	ml	$0,1 \times 10 = y \times 1$
1	10	$y = \frac{0,1 \times 10}{1} = 1$ ml de la solution d'adrénaline.
0,1	y	

100

Il faut rechercher à quel volume de furosémide correspond la prescription, puis rapporter ce volume sur 24 heures à un volume sur 1 heure pour obtenir le débit.

Volume de furosémide sur 24 heures :
1 g = 1 000 mg.

mg	ml	$1\,000 \times 25 = y \times 250$
250	25	$y = \frac{1000 \times 25}{250} = 100$ ml
1 000	y	

Premier débit de la seringue électrique :
Il y a 100 ml à passer en 24 heures; ce qui équivaut à un débit de

$\frac{100}{24}$ ml / h, c'est-à-dire 4,17 ml/h.

Deuxième débit de la seringue électrique :

mg	ml	$750 \times 25 = y \times 250$
250	25	$y = \frac{750 \times 25}{250} = 75$ ml
750	y	

Il y a 75 ml à passer en 24 heures; ce qui équivaut à un débit de

$\frac{75}{24}$ ml / h, c'est-à-dire 3,13 ml/h (par excès).

101

Nombre d'ampoules d'amiodarone chlorhydrate :

mg	amp	$900 \times 1 = y \times 150$
150	1	$y = \frac{900 \times 1}{150} = 6$ ampoules
900	y	

Volume de liquide de complément :
Une ampoule = 3 ml, donc 6 ampoules correspondent à 3 × 6 = 18 ml.
Le volume de glucosé 5 % sera de 48 ml – 18 ml = 30 ml.

Premier débit de la seringue électrique :
Il y a 900 mg de produit pour un volume de 48 ml à passer en 24 heures, soit un débit de $\frac{48}{24} = 2 \text{ ml/h}$.

Deuxième débit de la seringue électrique :

mg	ml/h	$600 \times 2 = y \times 900$
900	2	
600	y	$y = \frac{600 \times 2}{900} = 1{,}33$

Le débit est donc de 1,33 ml/h.

102

Volume d'héparine à prélever :

UI	ml	$10\,000 \times 1 = y \times 5\,000$
5 000	1	
10 000	y	$y = \frac{10\,000 \times 1}{5\,000} = 2 \text{ ml}$

Volume de liquide de complément :
48 – 2 = 46 ml de NaCl 0,9 %.
Premier débit de la seringue électrique :
Héparine : 10000 UI/24 h.
La seringue de 48 ml contient 10000 UI. Pour cette prescription, il faut donc faire passer 48 ml en 24 heures.

Le débit est donc $\frac{48}{24} = 2 \text{ ml/h}$.

Deuxième débit de la seringue électrique :
Héparine : 15000 UI/24 h.

UI/24 h	ml/h	$15\,000 \times 2 = y \times 10\,000$
10 000	2	
15 000	y	$y = \frac{15\,000 \times 2}{10\,000} = 3 \text{ ml}$

Le débit est donc de 3 ml/h.
Troisième débit de la seringue électrique :
Héparine : 12500 UI/24 h.

UI/24 h	ml/h	$12\,500 \times 2 = y \times 10\,000$
10 000	2	
12 500	y	$y = \frac{12\,500 \times 2}{10\,000} = 2{,}5 \text{ ml}$

Le débit est donc de 2,5 ml/h.

103

1. Débit de la perfusion continue en tenant compte du volume des ajouts d'électrolytes :

– KCl :

g	ml	$2 \times 10 = y \times 1$
1	10	$y = \frac{2 \times 10}{1} = 20$ ml de KCl.
2	y	

– Gluconate de calcium :

g	ml	$2 \times 10 = y \times 1$
1	10	$y = \frac{2 \times 10}{1} = 20$ ml de gluconate de calcium.
2	y	

Après adjonction, le flacon contiendra : 1 000 + 20 + 20 = 1 040 ml.

Le débit sera de : $\frac{1040}{12} = 86{,}66 \text{ml/h}$; c'est-à-dire 87 ml/h (par excès).

2. Héparine (22 500 UI/24 h) :

Volume d'héparine à prélever :

UI	ml	$22\,500 \times 5 = y \times 25\,000$
25 000	5	$y = \frac{22\,500 \times 5}{25\,000} = 4{,}5$ ml
22 500	y	

Volume de liquide de complément :

48 – 4,5 = 43,5 ml de NaCl à 0,9 %.

Débit de la seringue électrique :

La seringue de 48 ml contient 22 500 UI. Pour cette prescription il faut donc faire passer 48 ml en 24 heures, donc $\frac{48}{24} = 2 \text{ml/h}$.

3. Noradrénaline (0,3 µg/kg/min) :

Quantité et nombre d'ampoules de noradrénaline :

40 ml à 0,2 mg/ml :

mg	ml	$y \times 1 = 40 \times 0,2$
0,2	1	$y = \frac{40 \times 0{,}2}{1} = 8 \text{mg}$; c'est-à-dire une ampoule de 4 ml de noradrénaline.
y	40	

Volume de liquide de complément :
40 – 4 = 36 ml de NaCl 0,9 %.
Débit de la seringue électrique :
0,3 µg/kg/min= 0,3 × 70 × 60 = 1 260 µg/h = 1,26 mg/h.

mg	ml	$1,26 \times 1 = y \times 0,2$
0,2	1	$y = \frac{1,26 \times 1}{0,2} = 6,3$ ml
1,26	y	

Le débit est donc de 6,3 ml/h.
4. Morphine (PCA, bolus de 1 mg) :
Quantité et volume de morphine :
Pour 1 ml, il y a 1 mg ; donc pour 50 ml, il y a 50 mg.
50 mg de morphine correspondent à (ampoules à 10 mg/ml) :

mg	ml	$50 \times 1 = y \times 10$
10	1	$y = \frac{50 \times 1}{10} = 5$ ml de
50	y	morphine.

Volume de liquide de complément :
50 – 5 = 45 ml de NaCl à 0,9 %.
Volume d'un bolus :
La concentration de la seringue étant de 1 mg/ml, un bolus de 1 mg correspond à un volume de 1 ml.
5. Insuline :
Volume d'insuline :
La seringue de 50 ml est à la concentration de 1 UI/ml, donc 50 ml contiennent 50 UI.
50 UI correspondent à (flacon à 100 UI/ml) :

UI	ml	$50 \times 1 = y \times 100$
100	1	$y = \frac{50 \times 1}{100} = 0,5$ ml
50	y	d'Actrapid.

Volume de liquide de complément :
50 – 0, 5 = 49, 5 ml de NaCl 0,9 %.
Premier débit
Le patient a une glycémie à 2,35 g/L ; selon le protocole, la prescription est de 3 UI/h, ce qui équivaut à un débit de 3 ml/h.
Deuxième débit
Le patient a une glycémie à 1,87 g/L ; selon le protocole, la prescription est de 2 UI/h, ce qui équivaut à un débit de 2 ml/h.

104

1. Amiodarone chlorhydrate (300 mg/24 h) :
Nombre d'ampoules d'amiodarone chlorhydrate :

mg	amp	$300 \times 1 = y \times 150$
150	1	$y = \frac{300 \times 1}{150} = 2$ ampoules
300	y	

Volume de liquide de complément :
Une ampoule = 3 ml, donc 2 ampoules correspondent à $3 \times 2 = 6$ ml.
Le volume de glucosé 5 % sera de 48 ml – 6 ml = 42 ml.
Débit de la seringue électrique :
Il y a 300 mg de produit pour un volume de 48 ml à passer en 24 heures, soit un débit de $\frac{48}{24} = 2 \text{ml/h}$.

2. Nicardipine chlorhydrate (5 mg/h) :
Quantité de nicardipine chlorhydrate :

mg	ml	$y \times 10 = 50 \times 10$
10	10	$y = \frac{50 \times 10}{10} = 50 \text{ mg}$
y	50	

Nombre d'ampoules de nicardipine chlorhydrate :

mg	amp	$50 \times 1 = y \times 10$
10	1	$y = \frac{50 \times 1}{10} = 5$ ampoules
50	y	

Débit de la seringue électrique :

mg	ml	$5 \times 50 = y \times 50$
50	50	$y = \frac{5 \times 50}{50} = 5 \text{ ml}$
5	y	

Le débit est donc de 5 ml/h.
3. Furosémide (125 mg/24 h) :
Il faut rechercher à quel volume de furosémide correspond la prescription. Puis rapporter ce volume sur 24 heures à un volume sur 1 heure pour obtenir le débit.

Volume de furosémide sur 24 heures :
1 g = 1 000 mg.

mg	ml	$125 \times 25 = y \times 250$
250	25	$y = \frac{125 \times 25}{250} = 12{,}5\,ml$
125	y	

C'est-à-dire une ½ ampoule (25/2 ml) : c'est pourquoi on prépare une seringue de 13 ml.
Débit de la seringue électrique :
Il y a 12,5 ml à passer en 24 heures; ce qui équivaut à un débit de $\frac{12{,}5}{24}\,ml/h$, c'est-à-dire 0,52 ml/h.

4. NovoRapid :
Volume de NovoRapid :
Une seringue de 40 ml est préparée à une concentration de 1 U/ml. L'insuline se présente sous forme de flacons dosés à 100 U/ml. On prélève donc :

U	ml	$40 \times 1 = y \times 100$
100	1	$y = \frac{40 \times 1}{100} = 0{,}4\,ml$.
40	y	

On complète avec 39,6 ml de NaCl à 0,9 % (40 – 0,4).
Premier débit
Glycémie = 1,92 g/L → prescription : 2 U/h. La concentration étant de 1 U/ml, le débit sera de 2 ml/h.
Deuxième débit
Glycémie = 3,05 g/L → prescription : 4 U/h. La concentration étant de 1 U/ml, le débit sera de 4 ml/h.
5. Tramadol (300 mg/24 h) :
Volume de tramadol :

mg	ml	$300 \times 2 = y \times 100$
100	2	$y = \frac{300 \times 2}{100} = 6\,ml$
300	y	

C'est-à-dire 3 ampoules de 2 ml.
Volume de liquide de complément :
48 – 6 = 42 ml de NaCl à 0,9 %.

Débit de la seringue électrique :

$$\frac{48}{24} = 2 \text{ ml / h}$$

6. Héparine :
Volume d'héparine :

UI	ml	$25\,000 \times 1 = y \times 5\,000$
5 000	1	$y = \frac{25\,000 \times 1}{5\,000} = 5 \text{ ml}$
25000	y	

Volume de liquide de complément :
48 – 5 = 43 ml de NaCl à 0,9 %.
Premier débit de la seringue électrique :
Héparine : 25 000 UI/24 h. La seringue de 48 ml contient 25 000 UI. Pour cette prescription, il faut donc faire passer 48 ml en 24 heures,

donc $\frac{48}{24} = 2 \text{ml / h}$.

Deuxième débit de la seringue électrique :
Héparine : 27 500 UI/24 h (on ne refait pas la seringue, on change uniquement le débit).

UI/24 h	ml/h	$27\,500 \times 2 = y \times 25\,000$
25 000	2	$y = \frac{27\,500 \times 2}{25\,000} = 2{,}2$
27 500	y	

Le débit est donc de 2,2 ml/h.

7. Débit de la perfusion continue en tenant compte du volume des ajouts d'électrolytes :

– $MgSO_4$:

g	ml	$1 \times 100 = y \times 10$
10	100	$y = \frac{1 \times 100}{10} = 10$ ml de
1	y	$MgSO_4$.

– $CaCl_2$:

g	ml	$1 \times 100 = y \times 10$
10	100	$y = \frac{1 \times 100}{10} = 10$ ml de
1	y	$CaCl_2$.

Après adjonction, le flacon contiendra : 250 + 10 + 10 = 270 ml.

Le débit sera de $\frac{270}{24} = 11{,}25$ ml / h .

105

1. Débit de la perfusion continue en tenant compte du volume des ajouts d'électrolytes :

– KCl :

g	ml	$2 \times 10 = y \times 1$
1	10	$y = \frac{2 \times 100}{1} = 20$ ml de KCl.
2	y	

Après adjonction, le flacon contiendra : 1 000 + 20 = 1 020 ml.

Le débit sera de : $\frac{1\,020}{24} = 42{,}5$ ml / h ; c'est-à-dire 42 ml/h (par défaut).

2. Xylocard (1,33 mg/kg/h) :

Quantité et volume de Xylocard :

50 ml à 20 mg/ml :

mg	ml	$y \times 1 = 50 \times 20$
20	1	$y = \frac{50 \times 20}{1} = 1\,000$ mg
y	50	

C'est-à-dire 20 ml de Xylocard (1 ampoule : 50 mg × 20 = 1 000 mg).

Volume de liquide de complément :

50 – 20 = 30 ml de NaCl à 0,9 %.

Débit de la seringue électrique :

La prescription est de 1,33 mg/kg/h, soit 1, 33 × 80 = 106,4 mg/h.

mg	ml	$106{,}4 \times 1 = y \times 20$
20	1	$y = \frac{106{,}4 \times 1}{20} = 5{,}32$ ml
106,4	y	

Le débit est donc de 5,3 ml/h.

3. Tramadol (200 mg/24 h) :

Volume de tramadol :

mg	ml	$200 \times 2 = y \times 100$
100	2	$y = \frac{200 \times 2}{100} = 4$ ml
200	y	

Soit 2 ampoules de 2 ml.

Volume de liquide de complément :
48 – 4 = 44 ml de NaCl 0,9 %.
Débit de la seringue électrique :

$$\frac{48}{24} = 2 \text{ ml} / \text{h}.$$

4. Paracétamol (1 g × 4/jour) :
Poche de 100 ml dosées à 10 mg/ml ; perfusion de 15 minutes.
Volume de paracétamol à perfuser :
Il y a 10 mg/ml, ce qui équivaut à 1000 mg (1 g), dans une poche de 100 ml.
Débit de la poche :
(Perfuseur standard : 1 ml = 20 gouttes.)

$$\frac{100 \times 20}{15} = 133,3$$

Le débit est de 133 gouttes/min (par défaut).
Programmation des poches :
24 heures/4 = 6 heures, donc : 14 heures, 20 heures, 2 heures, 8 heures.
5. Primpéran (10 mg × 3/jour) :
Volume de Primpéran à injecter :

mg	ml	$10 \times 1 = y \times 5$
5	1	$y = \frac{10}{5} = 2 \text{ ml}$, soit 1 ampoule
10	y	

Programmation des injections :
24 h/3 = 8 h, donc : 14 heures, 22 heures, 6 heures.
6. Tazocilline (16 g/24 h) :
Nombre de flacons de Tazocilline :

g	flacon	$16 \times 1 = y \times 4$
4	1	$y = \frac{16 \times 1}{4} = 4$
16	y	

C'est-à-dire 4 flacons de 4 g de Tazocilline.
Il s'agit de poudre à reconstituer ; le volume de NaCl à 0,9 % sera donc de 48 ml.
Débit de la seringue électrique :

$$\frac{48}{24} = 2 \text{ ml} / \text{h}.$$

7. Énoxaparine sodique :
La dose de 4000 UI correspond à la seringue de 0,4 ml.
Programmation de l'injection : 14 + 6 = 20 h.

106

1. Débit de la perfusion continue en tenant compte du volume des ajouts d'électrolytes :
– NaCl :

g	ml	$2 \times 10 = y \times 1$
1	10	$y = \frac{2 \times 10}{1} = 20$ ml de NaCl 10 %.
2	y	

Après adjonction, le flacon contiendra : 1 000 + 20 = 1 020 ml.

Le débit sera de : $\frac{1020}{24} = 42{,}5$ ml / h ; c'est-à-dire 42 ml/h (par défaut).

2. Ésoméprazole :
1 flacon d'ésoméprazole est dilué dans 100 ml.

Débit de perfusion : $\frac{100 \times 20}{20} = 100$ gouttes / min .

3. Paracétamol :
Poche de 100 ml dosées à 10 mg/ml; perfusion de 15 minutes.
Volume de paracétamol à perfuser :
Il y a 10 mg/ml, ce qui équivaut à 1000 mg (1 g) dans une poche de 100 ml.
Débit de la poche :

$$\frac{100 \times 20}{15} = 133{,}3$$

Le débit est de 133 gouttes/min (par défaut).
Programmation des poches :
24 h/4 = 6 h, donc : 16 heures, 22 heures, 4 heures, 10 heures.
4. Néfopam (Acupan) et dropéridol (Droleptan) :
Quantité de néfopam à prélever :

ml	mg	$y \times 20 = 120 \times 2$
2	20	$y = \frac{120 \times 2}{20} = 12$ ml
y	120	

Nombre d'ampoules de néfopam à prélever :

amp	ml	$y \times 2 = 12 \times 1$
1	2	$y = \frac{12 \times 1}{2} = 6$ ampoules
y	12	

Quantité de dropéridol à prélever :
La prescription est de 2,5 mg, ce qui correspond à une ampoule de 1 ml.
Volume de liquide de complément :
La somme des volumes des deux produits est : 12 + 1 = 13 ml.
48 – 13 = 35 ml de NaCl à 0,9 %.
Débit de la seringue électrique :

$$\frac{48}{24} = 2\,\text{ml/h}.$$

5. Les deux formes de dropéridol :
Le dropéridol IV se présente sous deux formes : 2,5 mg/1 ml et 1,25 mg/2,5 ml.
Le deuxième dosage est 5 fois plus dilué. En effet, si on rapporte le premier dosage à 2,5 ml, la dose est de 2, 5 mg × 2, 5 = 6, 25 mg. Ce qui correspond à 5 × 1,25 mg du deuxième dosage.
Il faut donc être très attentif afin d'éviter une confusion entre les deux dosages.
6. PCEA de naropéine et sufentanil citrate :
Quantité de naropéine à prélever :

ml	mg	$y \times 2 = 200 \times 1$
1	2	$y = \frac{200 \times 1}{2} = 100\,\text{ml}$
y	200	

Cela correspond à une poche.
Quantité de sufentanil citrate à prélever :
50 µg de sufentanil citrate correspondent à une ampoule de 10 ml.
Volume total de produit dans la seringue :
100 + 10 = 110 ml.
7. Nombre d'ampoules de sufentanil citrate pour 24 heures (en tenant compte des bolus) :
Quantité de sufentanil citrate pour 24 heures :
- nombre de µg par heure (en tenant compte de deux bolus par heure) : 4 + (2 × 2, 5) = 9 µg/h.
- nombre de µg pour 24 heures : 9 µg/h × 24 = 216 µg.

Volume de sufentanil citrate à prélever :

ml	µg	$y \times 50 = 216 \times 10$
10	50	$y = \frac{216 \times 10}{50} = 43{,}2\,\text{ml}$
y	216	

Nombre d'ampoules de sufentanil citrate :

amp	ml	$y \times 10 = 43,2 \times 1$
1	10	$y = \frac{43,2 \times 1}{10} = 4,32$
y	43,2	

C'est-à-dire 5 ampoules.

8. Urapidil :

Quantité d'urapidil à prélever :

ml	mg	$50 \times 50 = y \times 10$
10	50	$y = \frac{50 \times 50}{10} = 250\,mg$
50	y	

Nombre d'ampoules à prélever :

amp	mg	$y \times 50 = 250 \times 1$
1	50	$y = \frac{250 \times 1}{50} = 5$ ampoules
y	250	

Débit de la seringue électrique :

Il doit être de 20 mg/h; le produit est utilisé pur donc 50 mg dans 10 ml.

mg	ml	$20 \times 10 = y \times 50$
50	10	$y = \frac{20 \times 10}{50} = 4\,ml$
20	y	

Le débit est donc de 4 ml/h.

9. Énoxaparine sodique :

Prescription à 16 heures de l'injection à réaliser dans 6 heures : 16 + 6 = 22 heures.

107

1. Dobutamine chlorhydrate (50 mg/h) :

Préparation de la seringue :

Le volume d'une ampoule de dobutamine chlorhydrate est de 20 ml pour un dosage de 250 mg comme indiqué dans l'énoncé.

Comme la prescription est de 50 mg/h, il est préconisé de prélever 2 ampoules de dobutamine chlorhydrate pour avoir une solution de 40 ml dosée à 500 mg et de compléter avec 10 ml de glucosé à 5 %. On obtient alors une solution de dobutamine chlorhydrate à la concentration de 500 mg pour 50 ml, soit 10 mg pour 1 ml.

Débit de la seringue électrique :
Comme la prescription médicale est fixée à 50 mg/h :

mg	ml	$50 \times 50 = y \times 500$
500	50	$y = \frac{50 \times 50}{500} = 5\,ml$
50	y	

Compte tenu d'un débit de 5 ml/h, la seringue électrique, à débit constant, devra être remplacée après 10 heures.

2. Amiodarone chlorhydrate (900 mg/24 h) :
Nombre d'ampoules d'amiodarone chlorhydrate :

mg	amp	$900 \times 1 = y \times 150$
150	1	$y = \frac{900 \times 1}{150} = 6$ ampoules
900	y	

Volume de liquide de complément :
Une ampoule contient 3 ml donc 6 ampoules correspondent à $3 \times 6 = 18$ ml.
Le volume de glucosé 5 % sera de 48 ml – 18 ml = 30 ml.
Débit de la seringue électrique :
Il y a 900 mg de produit pour un volume de 48 ml à passer en 24 heures, soit un débit de $\frac{48}{24} = 2m/h$.

3. Hydrocortisone (200 mg/24 h) :
Préparation de la seringue :
1 ampoule d'hydrocortisone est dosée à 100 mg pour 2 ml, il faut donc administrer 2 ampoules pour correspondre aux 200 mg prescrits par 24 heures.
Le plus simple est de compléter la seringue avec une solution de NaCl à 0,9 % pour obtenir 48 ml de solution d'hydrocortisone.
Soit 48 ml – (2×2 ml) = 48 – 4, soit 44 ml de solution de NaCl 0,9 % et 4 ml d'hydrocortisone.
Calcul du débit :

ml	h	$y \times 24 = 1 \times 48$
48	24	$y = \frac{1 \times 48}{24} = 2\,ml$
y	1	

Préparation à l'évaluation

Soit un débit de 2 ml/h sur 24 heures.

4. Danaparoïde sodique (Orgaran) :

Modalités de préparation des seringues électriques de danaparoïde sodique :

Selon le protocole du service, afin de permettre l'administration de danaparoïde sodique avec l'adaptation dans le temps de la dose prescrite, la concentration de la seringue électrique doit être de 100 UI/ml.

– Quantité de danaparoïde sodique en UI à prélever pour une seringue électrique de 60 ml à la concentration de 100 UI/ml :

UI	**ml**	$y \times 1 = 100 \times 60$
100	1	$y = \frac{100 \times 60}{1} = 6\,000$ UI
y	60	

6000 UI de danaparoïde sodique sont à mettre dans la seringue électrique de 60 ml.

– Volume de danaparoïde sodique en ml à mettre dans la seringue électrique pour avoir 6000 UI de principe actif :

ml	**UI**	$y \times 750 = 0,6 \times 6\,000$
0,6	750	$y = \frac{0,6 \times 6\,000}{750} = 4,8$ml
y	6 000	de principe actif d'Orgaran.

– Nombre d'ampoules de danaparoïde sodique à mettre dans la seringue électrique :

amp	**ml**	$y \times 0,6 = 1 \times 4,8$
1	0,6	$y = \frac{1 \times 4,8}{0,6} = 8$ ampoules
y	4,8	

8 ampoules de danaparoïde sodique de 0,6 ml sont à prélever dans la seringue électrique.

Il faut compléter avec 55,2 ml de soluté de NaCl à 0,9 % (60 – 4,8).

Quantité de solution de danaparoïde sodique à 100 UI/ml à injecter en fonction des différentes périodes de la prescription médicale :

– 2500 UI en bolus de charge :

ml	**UI**	$y \times 100 = 1 \times 2\,500$
1	100	$y = \frac{1 \times 2\,500}{100} = 25$ ml
y	2 500	

25 ml de solution de danaparoïde sodique à la concentration de 100 UI/ml sont à injecter en bolus en début de traitement.

– 400 UI/h au cours des 4 premières heures :

ml	UI	
1	100	$y \times 100 = 1 \times 400$
y	400	$y = \frac{1 \times 400}{100} = 4\,ml$

4 ml de solution de danaparoïde sodique à la concentration de 100 UI/ml sont à injecter par heure au cours des 4 premières heures.
– 300 UI/h sur les 3 heures suivantes :

ml	UI	
1	100	$y \times 100 = 1 \times 300$
y	300	$y = \frac{1 \times 300}{100} = 3\,ml$

3 ml de solution de danaparoïde sodique à la concentration de 100 UI/ml sont à injecter par heure au cours des 3 heures suivantes.
– 200 UI/h sur les jours suivants en dose d'entretien :

ml	UI	
1	100	$y \times 100 = 1 \times 200$
y	200	$y = \frac{1 \times 200}{100} = 2\,ml$

2 ml de solution de danaparoïde sodique à la concentration de 100 UI/ml sont à injecter par heure ensuite en dose d'entretien.
Réaliser la commande d'ampoules de danaparoïde sodique auprès de la pharmacie à usage interne pour 48 heures de traitement :
Quantité de danaparoïde sodique en UI nécessaire pour assurer la prescription médicale sur 48 heures :
• 2 500 UI en bolus de charge;
• 400 UI/h au cours des 4 premières heures;
• 300 UI/h sur les 3 heures suivantes;
• 200 UI/h sur les heures et jours suivants en dose d'entretien.
Les deux premières périodes correspondent à un total de 7 heures (4 + 3). Il reste donc 41 heures pour la dose d'entretien (48 – 7).

Prescription par période	Quantité de danaparoïde sodique en UI prescrite par période
Bolus de 2 500 UI	2 500 UI
400 UI/h sur 4 heures	4 × 400 = 1 600 UI
300 UI/h sur 3 heures	3 × 300 = 900 UI
200 UI/h en dose d'entretien	41 × 200 = 8 200 UI
Total	13 200 UI

La dose totale de danaparoïde sodique à administrer sur 48 heures sera donc de 13 200 UI sur la base de seringues électriques dosées à 100 UI/ml conformément au protocole du service :

UI	ml	$13\,200 \times 1 = y \times 100$
100	1	$y = \frac{13200 \times 1}{100} = 132 \text{ ml}$
13 200	y	

SE	ml	$y \times 60 = 132 \times 1$
1	60	$y = \frac{132 \times 1}{60} = 2{,}2$ seringues électriques
y	132	

Soit 3 seringues électriques (par excès) de solution de danaparoïde sodique à la concentration de 100 UI/ml à préparer.
Comme chaque seringue de 60 ml de solution de danaparoïde sodique dosée à 100 UI/ml est réalisée avec 8 ampoules de danaparoïde sodique, il faudra commander 24 ampoules de danaparoïde sodique (3 × 8 ampoules) à la pharmacie à usage interne pour 48 heures de traitement.

5. Kabiven (1 540 ml/24 h, 2 g de $CaCl_2$, 3 g de $MgSO_4$) :

Volume des ajouts d'électrolytes :

– $CaCl_2$:

g	ml	$2 \times 100 = y \times 10$
10	100	$y = \frac{2 \times 100}{10} = 20 \text{ ml}$ de $CaCl_2$
2	y	

– $MgSO_4$:

g	ml	$3 \times 100 = y \times 15$
15	100	$y = \frac{3 \times 100}{15} = 20 \text{ ml}$ de $MgSO_4$
3	y	

Débit de la pompe de nutrition parentérale :

Après adjonction le flacon contiendra : 1 540 + 20 + 20 = 1 580 ml.

Le débit sera de : $\frac{1580}{24} = 65{,}83 \text{ ml/h}$.

6. Rémifentanil (45 mg/24 h) :

1 mg correspond à 1 000 µg.

Soit une concentration des flacons de rémifentanil reconstitués de 5 mg (soit 5000 µg) pour 5 ml, avec une prescription pour 24 heures de 45 mg (soit 45000 µg).

Quantité de solution à préparer pour assurer une concentration de 250 µg/ml :

ml	µg	$y \times 250 = 1 \times 45\,000$
1	250	$y = \frac{1 \times 45000}{250} = 180$ ml
y	45000	

180 ml de solution de rémifentanil sont à préparer pour 24 heures. Cela correspond à 3 seringues électriques de 60 ml à administrer sur 24 heures, soit 8 heures chacune (3 × 8).

Quantité de rémifentanil à mettre dans chaque seringue pour respecter la concentration de 250 µg/ml :

µg	ml	$y \times 1 = 60 \times 250$
250	1	$y = \frac{60 \times 250}{1} = 15000$ µg
y	60	

15000 µg de rémifentanil par seringue électrique de 60 ml.

Calcul du volume de rémifentanil à mettre dans chaque seringue pour respecter la concentration de 250 µg/ml :

ml	µg	$y \times 5\,000 = 5 \times 15\,000$
5	5000	$y = \frac{5 \times 15000}{5000} = 15$ ml
y	15000	

15 ml de rémifentanil correspondent à 3 flacons de poudre reconstitués de 5 ml dans chacune des seringues électriques de 60 ml, complétées avec 45 ml de soluté de NaCl à 0,9 % (60 – 15).

Débit horaire des seringues électriques de rémifentanil sur 24 heures :

ml	h	$y \times 24 = 1 \times 180$
180	24	$y = \frac{1 \times 180}{24} = 7{,}5$ ml
y	1	

7,5 ml/h de débit pour la solution de rémifentanil à la concentration de 250 µg/ml.

Exemples d'exercices spécifiques suivant la prescription à l'usage des IADE et MERM

Exemple pratique n° 1 IADE

Vous prenez en charge un patient de 76 kg sédaté sous midazolam 4 mg/h et sufentanyl 10 μg/h. Pour la préparation de vos seringues vous disposez de :

- midazolam ampoule de 50 mg/10 ml;
- sufentanyl ampoule de 250 μg/10 ml;
- EPPI ampoule de 10 ml.

Pour chaque seringue, calculer la quantité et la dilution de chaque produit puis calculer le débit d'administration, sachant que la durée de l'administration est égale à 12 heures.

Corrigé

On doit préparer une seringue de midazolam à raison de 4 mg/h. 1 ampoule de 10 ml de midazolam contient 50 mg. Nous lui ajouterons 40 ml d'EPPI de façon à obtenir une seringue à 1 mg/ml qui facilitera le réglage du débit.
La prescription est de 4 mg/h pendant 12 heures, soit 48 mg/12 h.
50 mg — 50 ml.
48 mg — X. X = 48 × 50/50 = 48 ml/12 h, soit 2 ml/h.
Nous réglerons donc le débit à 4 ml/h à la SE.
Nous devons préparer une seringue de sufentanyl à raison de 10 μ/h. 1 ampoule de sufentanyl contient 250 μg dans 10 ml. Nous lui ajouterons 40 ml d'EPPI de façon à obtenir 250 μg dans 50 ml.
La prescription est de 10 μg/h pendant 12 heures, soit 120 μg/12 h.
250 μg — 50 ml.
120 μg — X. X = (120 × 50)/250 = 24 ml/12 h, soit 2 ml/h.
Nous réglerons donc le débit à 2 ml/h à la SE.

Exemple pratique n° 2 IADE

Vous prenez en charge un nourrisson de 1 mois pesant 4 kg, hospitalisé pour pyélonéphrite aiguë grave. Le traitement antibiotique initial probabiliste est instauré à la seringue électrique (SE).
–ceftriaxone 50 mg/kg/jour à diluer dans 8 ml de G5% perf IV SE 30 minutes. Présentation : 1 flacon 5 ml/500 mg.
–amikacine 15 mg/kg/jour en 3 injections dans 8 ml de G5% perf IV SE 40 minutes. Présentation : 1 ampoule 1 ml/50 mg.
Calculer les volumes en ml de ceftriaxone et de G5% nécessaires à la préparation de la SE et son débit en ml/h.

Corrigé

Ceftriaxone 50 mg/kg/jour.

- L'enfant pèse 4 kg donc 50 × 4 = 200 mg/jour.
- 1 flacon de 5 ml contient 500 mg de ceftriaxone.
- X ml de solution contient 200 mg.

- X = 200 × 5/500 = 2 ml. Je prélève donc 2 ml de ceftriaxone et je complète avec 6 ml de G5% pour un total de 8 ml. Je dois administrer 8 ml en 30 minutes.

8 ml — 30 minutes.
X ml — 60 minutes. X = (8 × 60)/30 = 16 ml/h.
Je règle donc mon pousse-seringue à un débit de 16 ml/h.

Proposer une dilution de l'amikacine pour une préparation précise de la seringue puis en calculer le débit.

Amikacine 15 mg/kg/jour en 3 injections de 8 ml.
L'enfant pèse 4 kg donc 15 × 4 = 60 mg/jour en 3 injections. Soit 20 mg/injection.
1 ampoule de 1 ml contient 50 mg.
Je dilue l'ampoule de 50 mg au 1/10e pour obtenir une solution de 50 mg/10 ml, soit 5 mg/1 ml.
Je dois prélever 20 mg, soit 2 ml de cette solution. Je complète alors avec 8 – 2 = 6 ml de G5% pour obtenir une seringue de 8 ml à administrer en 40 minutes.
8 ml — 40 min.
X ml — 60 min. X = (8 × 60)/40 = 12 ml/h.
Je règle donc le débit de ma PSE à 12 ml/h.

Exemple pratique n° 1 MERM

Un patient de 73 ans hospitalisé en néphrologie doit bénéficier d'une angio-IRM des reins.
Ce patient présente ce matin un poids de 90 kg et sa clairance à la créatinine est calculée à 38 μmol/L.
Pour réaliser cet examen, le médecin radiologue prescrit une injection de chélates de gadolinium (Dotarem) par IV à 3 ml/s et à un dosage de 0,2 ml par kg.
Calculer le volume de chélates de gadolinium à injecter et le temps d'injection.

Corrigé

- Le patient pesant 90 kg pour une prescription de 0,2 ml/kg, nous obtenons par une multiplication simple 90 × 0,2 = 18 ml de chélates de gadolinium à injecter en IV rapide.
- Le temps d'injection (en s) de chélates de gadolinium correspond au volume à injecter (en ml) divisé par le débit (en ml/s), soit 18/3 = 6 s.

Il est important de préciser que pour optimiser le volume de chélates de gadolinium injecté (18 ml) par un injecteur automatique, il est fortement recommandé de réaliser une injection pulsée avec un ajout de chlorure de sodium à 0,9 % (environ 15 à 20 ml).

Exemple pratique n° 2 MERM

Une patiente hospitalisée en hépato-gastro-entérologie doit réaliser une tomodensitométrie hépatique.

Cette patiente présente un poids de 60 kg et une clairance à la créatinine de 85 μmol/L.
Comme cette patiente ne présente pas d'insuffisance rénale, l'examen scanographique sera réalisé avec une injection de produit de contraste (PDC) iodé (Omnipaque 350).
Le protocole d'injection est une injection de PDC iodé de 1,5 ml/kg à 3 ml/s.
L'Omnipaque 350 a une concentration en iode de 350 mg/ml, préciser quel volume de PDC sera injecté dans ce cas à cette patiente et quelle quantité en grammes d'iode cela représente.
Dans un second temps, calculer la charge en mg d'iode injecté à la patiente.

Corrigé

- La prescription de 1,5 ml/kg pour cette patiente de 60 kg représente un volume global de 60 × 1,5 = 90 ml d'injection de PDC iodé (Omnipaque 350).
- La quantité en iode est obtenue en multipliant la concentration du PDC iodé (350 mg/ml = 0,35 g/ml) par le volume du PDC injecté, soit 0,35 × 90 = 31,5 g.
- La charge en mg d'iode injectée par seconde peut être calculée de manière différente.

Vous pouvez diviser la quantité globale d'iode injectée à la patiente par le temps d'injection.
Pour ce faire, il faut déterminer le temps d'injection qui est le volume injecté divisé par le débit, soit 90 (ml) ÷ 3 (ml/s) = 30 (s).
Ensuite, nous obtenons quantité globale d'iode 31,5 (g) ÷ 30 (s) = 1,05 g/s, soit 1 050 mg/s.
L'autre solution est de multiplier le débit par la concentration du produit, soit 3 (ml/s) × 350 (mg/ml) = 1 050 mg/s.

Chapitre 4

Mieux se préparer à l'évaluation

Introduction

L'UE 4.4 au semestre 2 (« Thérapeutiques et contribution au diagnostic médical ») fait l'objet d'une évaluation en vue d'obtenir 2 ECTS (*European Credits Transfert System*). Cette évaluation, telle qu'elle est décrite par le programme de formation, porte sur la réalisation de « calculs de doses appliqués en situation simulée », avec comme critères : « rigueur de raisonnement dans le calcul — exactitude dans les résultats — habileté — dextérité — respect de l'hygiène, de l'asepsie, de l'ergonomie ».

La difficulté de cette évaluation est liée à plusieurs facteurs :

- l'étudiant n'a pas une grande pratique quant à la manipulation du matériel et des produits, sa vigilance en stage s'étant essentiellement portée sur la réalisation de soins de confort, des pansements simples, des contrôles glycémiques, des injections sous cutanées, etc.;
- il n'a pas toujours bien assimilé le raisonnement, les techniques de calcul, son attention devant se porter sur la révision de plusieurs UE (en vue du passage des partiels de fin de semestre);
- il manque d'assurance car il a encore peu de repères : il ne connaît pas encore très bien les formateurs qui vont composer le jury et il n'est pas habitué à ce type de face-à-face (exposé d'un novice à un ou deux enseignants parfois experts dans le domaine). De plus, les sujets étant tirés au hasard, plane le fantasme de tomber sur « le » sujet le plus difficile;
- l'enjeu est important car souvent, dans ce type d'évaluation, tout acte potentiellement dangereux entraîne la note de zéro à l'épreuve (non-respect des règles d'hygiène, erreur dans le calcul, réalisation inadéquate de la prescription médicale...).

La fatigue, le stress, le manque de confiance entraînent souvent une fragilisation supplémentaire de certains étudiants au moment de l'épreuve.

C'est pourquoi, dans le cadre d'une préparation à cette évaluation, nous envisagerons deux aspects :

- la préparation technique : nous avons recensé une série d'erreurs à un moment clef de l'évaluation : la reconstitution du produit avec le solvant et l'ajout de la thérapeutique au soluté de perfusion; en effet, nous avons constaté qu'à cette étape de nombreuses erreurs (parfois étonnantes) sont réalisées;

- la préparation mentale : au même titre qu'on entraîne un sportif à gérer une épreuve sportive, nous envisagerons quelques techniques de reconnaissance et de gestion de ce stress spécifique.

Préparation technique

Exercice d'application 1

Nous partirons du sujet d'examen suivant :
La prescription médicale est la suivante : **kétoprofène** (Profénid — anti-inflammatoire) IV 80 mg dans 100 ml de NaCl 0,9 % en 30 min.
Présentation : flacons de poudre de 100 mg (à reconstituer avec amp. 10 ml d'EPPI [eau pour préparation injectable]).
Réfléchissez quelques instants à la procédure technique que vous allez mettre en place pour réaliser cette préparation. Puis confrontez votre solution aux propositions suivantes :

- l'étudiant prélève 10 ml d'EPPI, purge 2 ml et dilue les 8 ml avec le médicament; il injecte ces 8 ml dans la poche de soluté;
- l'étudiant prélève 10 ml d'EPPI et dilue ces 10 ml avec le médicament; il injecte ces 10 ml dans la poche de soluté;
- l'étudiant prélève 8 ml d'EPPI et dilue ces 8 ml avec le médicament; il injecte ces 8 ml dans la poche de soluté;
- l'étudiant prélève 8 ml d'EPPI et injecte ces 8 ml dans la poche de soluté;
- l'étudiant injecte 10 ml d'EPPI; il mélange en partie la poudre (dilution difficile); il prélève 10 ml du mélange dont il ne gardera que 8 ml qu'il injectera dans la poche de soluté;
- l'étudiant injecte 8 ml avec 80 mg de kétoprofène dans une poche de 50 ml de NaCl 0,9 %;
- l'étudiant injecte 8 ml avec 80 mg de kétoprofène dans une poche de 100 ml de glucosé 5 % (G5%);
- l'étudiant prélève 10 ml d'EPPI avec des bulles d'air et reconstitue le médicament avec ce mélange;
- l'étudiant prélève 20 ml d'EPPI qu'il tente de diluer avec la poudre;
- l'étudiant prélève 10 ml d'EPPI, réinjecte ces 10 ml pour reconstituer le médicament; il s'assure que l'ensemble de la poudre est dilué; il prélève les 10 ml de kétoprofène reconstitués dont il ne gardera que 8 ml qu'il injectera dans le flacon de 100 ml de NaCl 0,9 %.

Corrigés

Quantité de produit à prélever :

mg	ml
100	10
80	y

$$80 \times 10 = y \times 100$$

$$y = \frac{80 \times 10}{100} = 8 \text{ ml}$$

Il fallait bien sûr proposer la dernière solution et il faut bien convenir du fait que la situation d'examen peut conduire l'étudiant à élaborer des procédures qui paraissent aberrantes (par exemple : injecter dans le flacon de perfusion en oubliant d'y mettre le médicament ou tenter de faire entrer 20 ml d'EPPI dans un flacon qui ne peut pas les contenir) ou dangereuses (erreur de concentration, erreur de dosage du médicament...). Les exercices qui suivent sont simples et ont pour seul objectif d'attirer votre attention sur certains passages délicats.

Exercice d'application 2

Pour les exercices suivants, effectuez les calculs et choisissez, parmi les 3 propositions, la procédure la plus adaptée pour réaliser la préparation.

La prescription médicale est la suivante :

Clorazépate dipotassique (Tranxène — anxiolytique) IV 5 mg dans 50 ml de glucosé 5 % en 30 min.

Vous disposez de flacons de lyophilisat de 20 mg et d'ampoules de 2 ml de solvant.

- Prélever 2 ml de solvant, purger 1,5 ml et diluer les 0,5 ml restants avec le médicament. Prélever et injecter ces 0,5 ml dans le flacon de 50 ml de glucosé 5 %.
- Prélever 2 ml de solvant, et diluer ces 2 ml avec le médicament. Prélever ces 2 ml reconstitués, purger 1,5 ml et injecter 0,5 ml dans un flacon de 50 ml de glucosé 5 %.
- Prélever 2 ml de solvant, et diluer ces 2 ml avec le médicament. Prélever ces 2 ml reconstitués, purger 1,5 ml et injecter 0,5 ml dans un flacon de 100 ml de glucosé 5 %.

Corrigé

Quantité de produit à prélever :

mg	ml
20	2
5	y

$$5 \times 2 = y \times 20$$

$$y = \frac{5 \times 2}{20} = 0,5 \text{ ml}$$

La bonne réponse est la deuxième. Attention, certains flacons de soluté se ressemblent et certaines poches de 50 ml peuvent être prises pour des poches de 100 ml.

Exercice d'application 3

La prescription médicale est la suivante :
Tazocilline (antibiotique) IV — 3 g × 3/24 h dans une poche de 100 ml de glucosé 5 %.
Vous disposez de flacons de lyophilisat dosés à 4 g à reconstituer dans 20 ml de sérum physiologique.

- Prélever 20 ml de sérum physiologique; injecter dans le flacon ces 20 ml pour reconstituer le médicament; prélever ces 20 ml reconstitués, purger et ne garder que 15 ml à injecter dans une poche de 100 ml G10 %.
- Prélever 15 ml de sérum physiologique; injecter dans le flacon ces 15 ml pour reconstituer le médicament, prélever ces 15 ml reconstitués et les injecter dans la poche de 100 ml G5 %
- Prélever 20 ml de sérum physiologique; injecter dans le flacon ces 20 ml pour reconstituer le médicament; prélever ces 20 ml reconstitués, purger et ne garder que 15 ml à injecter dans une poche de 100 ml G5 %.

Corrigé

Quantité de produit à prélever :

g	ml
4	20
3	y

$$3 \times 20 = y \times 4$$

$$y = \frac{3 \times 20}{4} = 15 \text{ ml}$$

La bonne réponse est la dernière. Le volume du solvant à utiliser est prédéterminé par le laboratoire (volume et nature du solvant), sinon il convient de se référer aux tableaux de reconstitution et dilution élaborés par les services de pharmacie hospitalière.

Exercice d'application 4

La prescription médicale est la suivante :
Ceftriaxone (Rocéphine — antibiotique : antibactérien) IM — 50 mg/kg/jour en une seule injection. Poids de l'enfant : 12 kg.
Vous disposez de flacons de poudre dosés à 1 g à diluer avec des ampoules de solvant de 10 ml.

- Prélever 10 ml de solvant; injecter dans le flacon ces 10 ml pour reconstituer le médicament; prélever ces 10 ml reconstitués; purger et ne garder que 0,5 ml pour l'injection.
- Prélever 10 ml de solvant; injecter dans le flacon ces 10 ml pour reconstituer le médicament; prélever ces 10 ml reconstitués; purger et ne garder que 6 ml pour l'injection.
- Prélever 6 ml de solvant; injecter dans le flacon ces 6 ml; prélever ces 6 ml reconstitués pour l'injection.

Corrigé

- Dose à injecter : 50 mg × 12 = 600 mg.
- Quantité de produit à prélever :

mg	ml
1 000	10
600	y

$$600 \times 10 = y \times 1000$$

$$y = \frac{600 \times 10}{1000} = 6 \text{ ml}$$

La bonne réponse est la deuxième. Dans ce type d'exercice, il faut être vigilant quant aux unités qu'il faut penser à convertir (convertir les grammes en mg) et ici au dosage de la prescription à multiplier par le nombre de kg. Ce sont des difficultés cachées dans les énoncés destinés à vous rendre plus vigilants.

Préparation mentale

Comprendre

Définition du stress

Lazarus et Folkman ont ainsi défini le stress : « c'est une transaction entre la personne et l'environnement; transaction dans laquelle la situation est évaluée par l'individu comme débordant ses ressources et pouvant mettre en danger son bien-être » (« Le concept de stress et ses méthodes d'évaluation » — *Recherche en soins infirmiers* n° 67 — décembre 2001).

Ce point de vue peut éclairer certaines remarques d'étudiants quelques jours avant l'examen : « j'ai beau faire et refaire des exercices, je n'y arrive pas — j'ai toujours été nul en maths — je n'en dors plus… », la personne est bien débordée et son bien-être est perturbé. Ceci est spécifique à chaque individu et se manifeste de différentes manières : instabilité émotionnelle, insomnies, maux de ventre, prise alimentaire (ou tabac, alcool, toxiques…) excessive, etc.

Caractéristiques du stress

De nombreux éléments participent à la construction de ce stress :

- Comment est perçue la situation ? « Cette évaluation est difficile ! il paraît que la moitié des étudiants a échoué l'année dernière. »
- En quoi cette situation est-elle nouvelle ? « Je n'ai jamais vécu ce type d'évaluation et je crains d'être observé ! »
- Est-ce que cette situation peut être contrôlée ? « On ne connaît pas les membres du jury et cela est très perturbant. »
- Est-ce que les événements peuvent être prévus ? « Et si je tire au hasard un sujet difficile... et qui va être mon jury ? »

Le *bon stress* : on a aussi coutume de dire que notre rendement s'améliore grâce à un certain niveau de stress (l'art de remettre au lendemain; lendemain qui doit apporter la petite étincelle d'allumage du moteur des révisions !), c'est ce qu'on appelle le bon stress. Mais au-delà d'une certaine attente (l'étincelle qui ne vient pas), la performance aura tendance à diminuer.

On sait également que face à une situation identique deux individus vont pouvoir réagir de manière tout à fait différente. Et ceci est lié à deux éléments :

- la perception qu'a l'étudiant de la situation ;
- la perception qu'a l'étudiant de ses possibilités pour faire face à la situation.

Ces perceptions sont importantes à prendre en compte car elles reposent souvent sur des représentations ancrées pendant les études primaires ou secondaires, et selon lesquelles par exemple : « on est doué en maths ou on ne l'est pas — les hommes sont plus matheux que les femmes — on m'a toujours dit que j'étais nul en maths... ».

Il y a donc bien dans cet examen une part subjective qui va influencer la réussite de l'étudiant.

Stress et études d'infirmier

Les étudiants évoquent souvent le fait qu'auparavant (au lycée par exemple) ils n'avaient jamais expérimenté un stress comme ils le ressentent à l'IFSI (institut de formation en soins infirmiers). Il n'est pas inutile de rappeler que le diplôme d'État d'infirmier va concrétiser l'entrée dans la vie professionnelle; la société par ses représentants va valider ce passage; ceci est l'équivalent d'une sorte de rite initiatique au même titre que le bac qui, lui, peut être considéré comme une accession au monde adulte. C'est donc un enjeu de première importance.

Comprendre le stress pour mieux le réduire

Plusieurs stratégies de gestion du stress ont été décrites qui peuvent se résumer à : éviter ou faire face.

- Éviter : c'est l'autruche qui met la tête dans le sable lorsqu'elle a peur en espérant éviter le danger qui menace. C'est ce qu'on appelle aussi la procrastination : l'art de remettre au lendemain. Nous ne nous attarderons pas sur cette méthode.

- Faire face : l'étudiant a conscience de ses difficultés et de ses capacités, et il va mettre en place des stratégies pour résoudre le problème. Trois niveaux sont à envisager :
  - cognitif : l'étudiant est conscient de ses lacunes et décide de s'atteler à la tâche : « pendant les vacances j'ai décidé de faire dix exercices par jour ». Souvenez-vous de cette phrase de l'inventeur Thomas Edison : « Le génie est fait de 1 % d'inspiration et de 99 % de transpiration » ; le travail est donc bien un moyen de réduire le stress ;
  - émotionnel : l'étudiant, conscient des réactions physiques que le stress engendre, s'inscrit, par exemple, à un cours de natation ou de yoga pour mieux gérer ses affects ;
  - stratégique et comportemental : l'étudiant prend un rendez-vous avec le responsable de l'enseignement et fait le point sur ses difficultés, ou il travaille avec des collègues de promotion qui sont à l'aise sur le sujet.

Nous avons essayé de comprendre les principales composantes de la gestion de ce stress pour démystifier en partie ce sentiment de panique qui peut envahir l'étudiant ; il est compréhensible donc que l'on puisse ressentir ce sentiment, c'est un sentiment universel.

Mais gérer le stress, c'est aussi apprendre à le reconnaître. Nous vous présentons une méthode d'identification des composantes du stress, le test : « JOIE ».

Quatre lettres forment ce mot facile à retenir ; quatre lettres que l'on retrouvera facilement quand la panique commence à poindre afin de pouvoir mettre un nom sur ce qui est ressenti comme une menace d'origine inconnue.

- **J** : comme peur d'être **J**ugé.
- **O** : comme peur d'être **O**bservé.
- **I** : comme peur de l'**I**nconnu.
- **E** : comme crainte de l'**É**chec.

Pour une situation précise que vous redoutez, notez de 0 à 10 (0 : minimum ; 10 : maximum) chacun des items du mot JOIE ; plus le score est élevé plus le stress est important. On constate que l'épreuve du calcul de doses en situation simulée peut générer des scores élevés ; en effet, le candidat peut avoir peur d'être : jugé — observé — soumis à un certain niveau d'inconnu — en situation d'échec potentiel. Chacun constatera que pour plusieurs situations un des items reviendra de manière récurrente, comme une constante personnelle. C'est donc peut-être sur ce point faible qu'il faudra travailler ; si c'est :

- *la peur d'être jugé* : vous pouvez vous dire que ce n'est pas votre personne qui est en jeu pendant cet examen, mais le travail que vous réalisez à ce moment qui n'est pas à la hauteur des attentes du jury; la remise en question est ainsi moins importante et ne porte plus sur les composantes profondes de la personnalité (par exemple : « je suis nulle, je vais arrêter mes études »);

- *la peur d'être observé* : il sera sans doute souhaitable de répéter la technique devant des collègues de promotion ou vos formateurs pendant les travaux dirigés;
- *la peur de l'inconnu* : effectivement, il y a quelques zones d'ombre... les sujets, la composition du jury; mais il faut quand même relativiser et se dire que plus le champ de vos révisions sera large et plus vous réduirez cet inconnu. Ce n'est pas tant l'inconnu que l'attente qui génère de l'inquiétude. Pour le philosophe Alain, « l'émotion est une préparation du corps, qui revient à commencer, dans l'attente d'un objet les mouvements que l'on ferait si cet objet était présent »; ainsi, le sujet qui va passer un examen est prêt à tout sans trop savoir à quoi; le cœur bat, le corps tremble sans que l'on en connaisse vraiment la raison et cela génère une autre peur : la peur de la peur, qui fait grandir le trouble. L'attente et l'anxiété avancent donc main dans la main. Mais attention, cette maladie de l'imagination peut être aussi contagieuse et celui qui a peur fait peur, il transmet sa fébrilité (« je n'ai rien révisé... il paraît que l'année dernière... untel m'a dit que... »). Un des remèdes est sans doute de s'isoler un peu, de prendre quelques distances, le temps des examens, de certaines de vos connaissances que vous savez être de très bons vecteurs du virus;
- *la peur de l'échec* : tout le monde peut échouer mais il est vrai que celui qui craint le malheur le récolte souvent; comme si cette attente compulsive créait l'événement redouté. On se souvient de ses échecs, on les craint, on les repousse ou les provoque, et ces tentatives pour s'en délivrer ne font souvent que redoubler le sentiment de défaite. Le philosophe nous propose cette citation stimulante « ... c'est le devoir le plus clair peut-être de ne point se dire vaincu avant d'avoir lutté de toutes ses forces. Et surtout, ce qui me paraît évident, c'est qu'il est impossible que l'on soit heureux si on ne veut pas l'être; il faut donc vouloir son bonheur et le faire » (Alain, *Propos sur le bonheur*).

Actuellement, des programmes dits de restructuration cognitive inspirés des thérapies cognitives permettent un autre type d'approche basé sur la prise de conscience des pensées automatiques (elles sont peu nombreuses et demeurent assez identiques : je suis nul, je ne serai pas capable, je dois me méfier, les autres sont mieux que moi...) qui envahissent l'esprit de manière systématique et constante (même hors période de stress); le but de la méthode est donc de repérer, examiner (par exemple : en quoi le perfectionnisme aggrave le stress...) et modifier ce type de pensées automatiques.

À vous donc de dresser le bilan de vos craintes, de bien les reconnaître et les circonscrire pour mieux tenter de les apaiser. Nous avons envisagé quelques pistes pour améliorer le versant cognitif de la gestion du stress; nous allons vous proposer quelques techniques visant à apaiser certains troubles émotionnels.

Pratiquer

Les exercices qui suivent sont adaptés à la situation qui vous concerne; ils sont inspirés de techniques ancestrales (yoga, méditation, zen, *chi gong*, *taï-chi*) ou plus contemporaines comme la sophrologie. Ils peuvent être réalisés assis (période de révision, lecture et compréhension du sujet, calculs…) ou debout (attente, passage de l'examen…). Ils sont basés sur la respiration et la relaxation musculaire. Le souffle est considéré dans de nombreuses traditions orientales comme le lien entre le corps et l'esprit; une respiration apaisée a pour effet de détendre le corps qui, lui-même, en retour, va adoucir la respiration. Le calme s'installe progressivement pour peu que l'on reste attentif et que l'on ne se laisse pas distraire par l'environnement ou par ses propres pensées. Il est donc important de choisir un endroit assez calme pour réaliser ces exercices; avec un peu d'entraînement, il est possible de les pratiquer dans les actes de la vie courante; si votre esprit a tendance à s'évader ramenez-le avec douceur à votre souffle. Il n'est pas forcément utile de vouloir chasser toutes les idées qui encombrent l'esprit, comme s'il fallait le vider. On peut comparer ces idées parasites à des objets que l'on nous tend mais que l'on ne prend pas; donc les idées sont présentes mais on ne les attrape pas, on ne les développe pas (ce qui est souvent le cas avec l'effet d'amplification lié au travail de l'imagination).

Exercices de respiration

- **Exercice 1** : inspirez, comptez 1 — expirez, comptez 2 — inspirez, comptez 3 — expirez, comptez 4… jusqu'à 10 puis recommencez un cycle.
- **Exercice 2** : inspirez, comptez 1 — expirez, comptez 1 — inspirez, comptez 2 — expirez, comptez 2… jusqu'à 10 puis recommencez un cycle.
- **Exercice 3** : inspirez en comptant de 1 à 5 — petite pause sur le 6 — expirez en comptant de 1 à 5 — petite pause sur le 6, puis recommencer en allongeant progressivement le cycle.
- **Exercice 4** (la méthode 3-2-5-2) : inspirez sur 3 temps (1, 2, 3) — pause de 2 temps (1, 2) expirez sur 5 temps (1, 2, 3, 4, 5) — pause de 2 temps (1, 2)… recommencez.
- **Exercice 5** (avec visualisation) : répétez cette phrase mentalement ou à voix basse, selon vos besoins de stabilité physiques ou mentaux du moment : «j'inspire lentement, j'expire lentement» puis «j'inspire très lentement, j'expire très lentement» ou «j'inspire, mon esprit s'élargit — j'expire, mon esprit est clair comme le ciel sans nuage» ou «j'inspire, mon esprit se détend — j'expire, mon corps est calme

comme l'eau du lac», «j'inspire, mon esprit se repose — j'expire, mon corps est posé, stable comme la montagne».

Exercices réalisables assis

- **Le vase de boue** : vous pouvez comparer votre esprit à un vase; les pensées sont agitées dans notre esprit comme de la boue agitée avec un bâton. Respirez tranquillement et visualisez ces particules de terre doucement descendre au fond du récipient. Votre esprit s'éclaircit.
- **Le boxeur** : assis, vous contractez vos poings et vous comptez 1, 2, 3, 4, et à 5 vous relâchez en expirant. Recommencez. Respirez lentement, profondément.
- **La plage** : assis, vous êtes une immense plage de sable fin. À l'inspiration, une vague s'étend sur cette plage; à l'expiration, cette vague se retire. Écoutez ce roulement qui vous berce, appréciez le moment entre l'inspiration et l'expiration. Vous respirez de plus en plus lentement et profondément. Fermez les yeux si vous le pouvez.
- **Le feu de bois** : assis, vous allez souffler sur un feu qui commence à prendre. Inspirez tranquillement, expirez longuement sur les braises; elles commencent à rougir. Plus le feu prend et plus il vous réchauffe : les mains, les bras, les pieds, les jambes puis le reste du corps. Appréciez cette chaleur qui doucement vous envahit. Fermez les yeux si vous le pouvez.
- **La montgolfière** : assis, une main sur le nombril et l'autre sur la cuisse, vous fermez les yeux. Chaque expiration longue et lente correspond à la chaleur délivrée par le brûleur qui permet au ballon de prendre de la hauteur; vous lâchez du lest (des sacs de sable) par-dessus bord… vous oubliez progressivement vos préoccupations et le ballon s'élève !
- **La plume** : assis à votre table, vous ajustez votre souffle de sorte qu'il puisse juste soulever une petite plume posée sur le dos de votre main; soyez attentif à votre ressenti… la chaleur, la douceur de l'air chaud sur le dos de la main.
- **L'infini** : dessinez sur une feuille le signe infini : ∞ (un 8 couché) en inspirant quand vous dessinez dans un sens et en expirant dans l'autre sens.
- **Le grand magasin** : debout ou assis, les yeux fermés. Il est 18 heures dans votre tête qui est un grand magasin : foule, bruit. Au fur et à mesure de vos respirations, le magasin se vide progressivement : de ses clients, du personnel; le concierge vient fermer la porte. Tout est calme. Vous respirez lentement et profondément.

Exercices réalisables debout

- **La tour de Pise** : debout, les pieds légèrement écartés (largeur d'épaules), les genoux un peu fléchis, les bras détendus le long du corps; vous vous penchez doucement vers l'avant (jambes et tronc solidaires) en expirant puis vous revenez à votre position de départ en inspirant, de plus en plus lentement. Vous pouvez, si vous êtes seul, fermer les yeux.

- **L'oiseau** : debout, les pieds légèrement écartés (largeur d'épaules), les genoux un peu fléchis, les bras détendus le long du corps. Vous inspirez et vos bras se décollent gracieusement de chaque côté de votre corps, vous expirez et vos bras retrouvent leur position initiale. Adaptez l'amplitude des mouvements à la situation... Vous pouvez, si vous êtes seul, fermer les yeux.
- **Pinocchio** : vous êtes la marionnette. Debout, les bras tendus en avant, les épaules, les coudes et les poignets suspendus à des fils imaginaires. Gepetto coupe les fils et vos bras tombent, vous expirez. Recommencez. Respirez lentement, profondément.
- **La poupée de chiffon** : debout, les pieds légèrement écartés (largeur d'épaules), les genoux un peu fléchis, les épaules détendues et les bras relâchés le long du corps. D'une brève et légère secousse, vous pivotez vos hanches vers votre droite en expirant, vos bras dociles et souples s'enroulent sur votre droite; inspiration et retour à la position de départ; puis même travail sur la gauche.

(D'autres exercices dans : *Mieux se connaître pour mieux soigner*, par D. Rispail, 2008, 160 pages.)

Partie 3

Fiches de révision

La numération

Position et valeur d'un chiffre

Différentes classes sont déterminées pour écrire un nombre :
- la classe des unités simples;
- la classe des milliers;
- la classe des millions;
- la classe des milliards.

À chacune de ces classes correspond un redécoupage en tranches de trois chiffres. Au sein de chaque tranche, le chiffre sera soit une unité, soit une dizaine, soit une centaine.
On peut écrire le tableau suivant :

Milliard			Million			Mille			Unité simple		
c	d	u	c	d	u	c	d	u	c	d	u

c = centaine, d = dizaine, u = unité.

À l'aide de ce découpage, il devient plus facile d'écrire un nombre. Ainsi, à titre d'exemple : « écrire en chiffres un million sept cents ». 1 est l'unité de million et 7 le chiffre des centaines en unités simples.

Million			Mille			Unité simple		
c	d	u	c	d	u	c	d	u
		1	0	0	0	7	0	0

Il est important d'insister sur le découpage d'un nombre en groupes de trois chiffres (l'utilisation de la calculette fait perdre cette habitude). Ainsi, pour lire un grand nombre, on peut donner à chaque tranche de trois chiffres le nom de la classe correspondante.

Exemple
Le nombre 537835525222 se réécrit 537 835 525 222 et se lit 537 milliards 835 millions 525 mille 222.
Cette façon de procéder permet :
- ***de transcrire de façon aisée les grands nombres;***
- ***de ne pas oublier de chiffres lors d'une retranscription (« évaporation » d'un zéro, par exemple);***
- ***d'aider à la simplification de fractions.***

Écriture romaine

Pourquoi son utilisation est-elle encore d'une certaine actualité ? Essentiellement dans un souci de sécurité car elle évite notamment

Guide du calcul de doses et de débits médicamenteux

la confusion avec l'écriture en chiffres arabes (parfois mal transcrite). On l'utilise pour indiquer le nombre de gouttes buvables. « L'alphabet » utilisé est le suivant :

I	V	X	L	C	D	M
1	5	10	50	100	500	1 000

Moyen mnémotechnique = **I**l **V**e**X**e **L**e **C**ommun **D**es **M**ortels.

Exercice d'application

1 Complétez le tableau suivant :

Prescription quotidienne en gouttes	Écriture en chiffres romains	Écriture en chiffres arabes
Haldol (neuroleptique) sol. buv. à 20 mg/ml	XL	...
Dipipéron (neuroleptique) sol. buv.	...	55
Valium 1 % (anxiolytique) sol. buv.	CXX	...
Largactil (neuroleptique) sol. buv. à 4 %	...	90
Laroxyl (neuroleptique) sol. buv. à 40 mg/ml	XXIV	...
Tercian (neuroleptique) sol. buv. à 40 mg/ml	...	84

RÉPONSES ▸ 40; LV; 120; XC; 24; LXXXIV.
En règle générale, dans la numération romaine, un symbole ne change pas de valeur suivant sa position dans le nombre (V reste V quelle que soit sa position et ne peut devenir cinq centaines par exemple comme dans notre système de numération. Il deviendra alors V → D).
Un nombre s'écrit de gauche à droite, du plus grand vers le plus petit.
La valeur d'un nombre est égale à la somme des différents signes : **M D L I = 1000 + 500 + 50 + 1.**
Cependant, on remarque que 9 aurait pu s'écrire : VIIII or il s'écrit IX (économie de signes). Ainsi, on peut écrire une lettre (mais pas plus) à la gauche d'une autre qui représente un chiffre supérieur. Le chiffre représenté par ces deux lettres est égal à la soustraction de ces deux chiffres.
IX = on écrit I à gauche de X qui est supérieur, le chiffre représenté est alors X – I = 10 – 1 = 9.

Notation exponentielle (puissances de 10)

Exposant positif

Les mains peuvent être contaminées par 100 000 000 germes/cm². Ce grand nombre peut s'écrire de façon plus commode :

$$100\,000\,000 = 10 \times 10 \times 10 \times 10 \times 10 \times 10 \times 10 \times 10 = 10^8$$

10^8 se lit « dix puissance huit » et 8 s'appelle l'exposant. Si on appelle n l'exposant, on constate que n indique le nombre de zéros contenus dans le nombre.
$10^8 \rightarrow n = 8 \rightarrow$ le nombre contient 8 zéros
On déduit le tableau suivant :

10000	1000	100	10	1
$10 \times 10 \times 10 \times 10$	$10 \times 10 \times 10$	10×10	10	1
10^4	10^3	10^2	10 ou 10^1	1 ou 10^0

Exemple
On peut écrire 4 500 000 = 45 × (10 × 10 × 10 × 10 × 10) = 45 × 10^5 ou encore 4 500 000 = 4, 5 × (10 × 10 × 10 × 10 × 10 × 10) = 4, 5 × 10^6.

On comprend mieux l'intérêt de la notation exponentielle; notamment pour exprimer des valeurs biologiques.
Par exemple : le sang contient chez l'homme 4,5-5,9 × 10^6 globules rouges/mm³ de sang[13].

Exposant négatif

Voici un résultat de cortisolémie = 95 μg/L.
Quelle représentation se faire de cette masse si on sait que 1 μg = 10^{-6} g ?
L'exposant dans ce cas est négatif (–6).
Multiplier un nombre par 10^{-n} revient à le multiplier par l'inverse, c'est-à-dire : $\frac{1}{10^n}$. Et **–n** devient **n,** ce qui est plus commode.
Ainsi :

$$95\ \mu g = 95 \times 10^{-6}\ g = 95 \times \frac{1}{10^6} = 95 \times \frac{1}{10 \times 10 \times 10 \times 10 \times 10 \times 10}$$

$$= 95 \times \frac{1}{1\,000\,000} = 95 \times 0{,}000001 = 0{,}000095\ g$$

Donc 95 μg = 0,000095 g.

13 4,5-5,9 × 10^6 se lit : de 4,5 × 10^6 à 5,9 × 10^6.

Nous avons également, dans ce cas, déplacé la virgule (95 peut s'écrire 95,0) de **n** positions vers la gauche.
C'est-à-dire dans ce cas : 6 positions vers la gauche en partant de 95,0, soit :

0,	0	0	0	0	9	5	,
	←	←	←	←	←	←	
	6	5	4	3	2	1	

Exercices d'application

1 Complétez — Cherchez l'exposant n :

Exemple
$3 \times 10^n = 300$
n = 2

- $3 \times 10^n = 3\,000\,000$
- Nombre de plaquettes par mm^3 de sang : $150\text{-}400 \times 10^n$ = de 150 000 à 400 000/mm^3
- $0,33 \times 10^n = 0,00033$
- Taux d'urée dans le sang/L = $15\text{-}50 \times 10^n$ g/L = de 0,15 à 0,50 g/L

Réponses
n = 6 ; 3 ; –3 ; –2.

Multiples et sous-multiples des unités fondamentales

Ceux-ci servent à manipuler plus facilement de très grandes ou de très petites unités.
Les principales unités utilisées sont :
- le mètre (m) = unité de longueur;
- le gramme (g) = unité de poids;
- le litre (L) = unité de volume;
- la mole (mol) = unité de quantité;
- la seconde (s) = unité de temps.

À chaque unité se rapportent des multiples (plus grands) et des sous-multiples (plus petits) qui correspondent aux puissances de 10 positives ou négatives.
Tableau récapitulatif des unités (les plus utilisées dans le domaine infirmier sont en gras).

Facteur	Préfixe	Symbole
10^{-12}	pico	p
10^{-9}	**nano**	**n**
10^{-6}	**micro**	**µ**
10^{-3}	**milli**	**m**
10^{0}	**unité**	
10^{3}	kilo	k
10^{6}	méga	M
10^{9}	giga	G
10^{12}	téra	T

Exemples

$$a)\ 1\,ml = 10^{-3}\,L = \frac{1}{10^3}\,L = \frac{1}{10 \times 10 \times 10}\,L = \frac{1}{1000}\,L = 0{,}001\,L$$

$$b)\ 1\,\mu g = 10^{-6}\,g = \frac{1}{10^6}\,g = \frac{1}{10 \times 10 \times 10 \times 10 \times 10 \times 10}\,g$$

$$= \frac{1}{1\,000\,000}\,g = 0{,}000001\,g$$

Exercice d'application

Retrouvez les symboles des multiples et sous-multiples de certaines valeurs dans le tableau suivant (p, n, µ, m, k, M, G, T).

GB sang	5 000 000 000/L	5 …/L
Corps cétoniques sang	0,010 g/L	10 …g/L
Taille d'un virus	0,000000015 m	15 …m
Taille d'une bactérie	0,000001 m	1 …m
GR sang	4 500 000 000 000/L	4,5 …/L
Thyroxine libre sang	0,0000000000086 mole/L	8,6 …mole/L

Réponses

5 G/L ; 10 mg/L ; 15 nm ; 1 µm ; 4,5 T/L ; 8,6 pmole/L.

Fiches de révision

Fiche 2

Les unités de mesure

Mesures de masse

Il est parfois difficile de s'y retrouver lorsqu'on cherche les préfixes à utiliser pour désigner les unités et les sous-unités de mesure de masse. La première sous-unité du gramme : est-ce le décigramme, le décagramme, le centigramme ?
Des correspondances de vocabulaire avec des situations de la vie quotidienne peuvent permettre de retrouver ces préfixes.

Préfixe	Exemple	Sens
kilo	Faire un **kilo**mètre à pied, c'est faire **1 000** mètres	1 000
hecto	Un tonneau d'un **hecto**litre de vin contient **100** L de vin	100
déca	Pratiquer le **déca**thlon, c'est faire **10** sports	10
déci	Un **déci**mètre = 1/10e de mètre ou **0,1** mètre	0,1
centi	Un **centième** de seconde = **1/100e** de s ou **0,01** s	0,01
milli	Un **millième** de millimètre = **1/1 000e** mm ou **0,001** mm	0,001

Les différentes origines des préfixes (latines, grecques) ne facilitent pas toujours ces correspondances (exemple : centaine ⇔ hectogramme).
On peut retrouver le tableau suivant :

Milliers	Centaines	Dizaines	Unité	Dixième	Centième	Millième
1 000	100	10	1	1/10	1/100	1/1 000
kilogramme	**hectogramme**	**décagramme**	**gramme**	**décigramme**	**centigramme**	**milligramme**
kg	hg	dag	g	dg	cg	mg
1 000 g	100 g	10 g	1 g	0,1 g	0,01 g	0,001 g

Exercices d'application

1 Une capsule surrénale pèse 60 dg :

Établissez les équivalences : 60 dg = ? cg = ? mg = ? dag = ? hg = ? kg.

kg	hg	dag	g	dg	cg	mg
			6	0		
			6	0	0	
			6	0	0	0
		0,	6	0		
	0,	0	6	0		
0,	0	0	6	0		

Donc : 60 dg = 600 cg = 6000 mg = 0,6 dag = 0,06 hg = 0,006 kg.

Mesures de volume

Volume des solides

Un volume est considéré comme une grandeur physique mesurable. Ainsi, à chaque solide peut être associé un nombre qui mesure son volume : une piscine de 200 m^3 d'eau, 3 stères de bois…

Prenons un cube : **a** est la mesure de l'arête en centimètres, les arêtes sont égales.

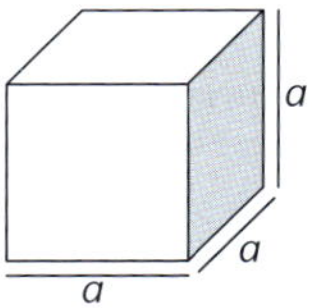

Le volume en cm^3 de ce cube est : $a \times a \times a = a^3$.

Prenons un cube de 3 cm d'arête, le volume de ce cube est :

$$V = 3 \times 3 \times 3 = 27 \text{ cm}^3.$$

Prenons un cube de 1 cm d'arête, le volume de ce cube est :

$$V = 1 \times 1 \times 1 = 1 \text{ cm}^3.$$

1 cm^3 est donc le volume d'un cube de 1 cm d'arête.

D'après cette donnée, quelle est la mesure de l'arête d'un cube de 1 dm^3 ?
1 cm^3 est le volume d'un cube de 1 cm d'arête.
1 dm^3 est le volume d'un cube de 1 dm d'arête, c'est-à-dire 10 cm d'arête.
Rangement : combien peut-on mettre de petits cubes de 1 cm^3 dans le gros cube de 1 dm^3 (sachant que 1 dm = 10 cm) ?

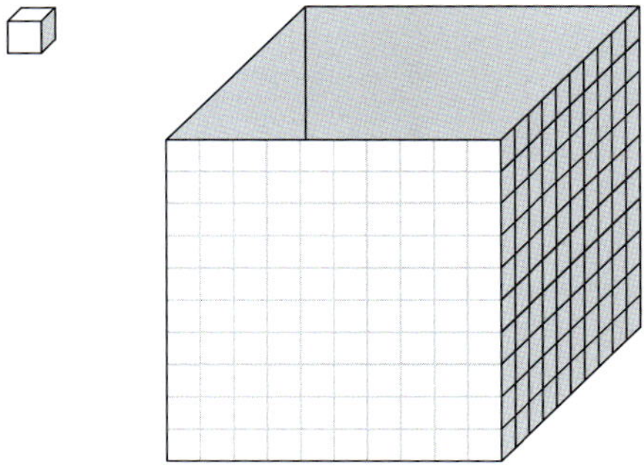

Le gros cube de 1 dm^3 peut contenir 10 × 10 × 10 petits cubes, c'est-à-dire 1 000 petits cubes de 1 cm^3. Donc :
1 dm^3 = 1 000 cm^3
Petit rangement : combien peut-on mettre de petits cubes de 1 mm^3 dans un cube de 1 cm^3 (sachant que 1 cm = 10 mm) ?
Le cube de 1 cm^3 peut contenir 10 × 10 × 10 petits cubes, c'est-à-dire 1 000 petits cubes de 1 mm^3. On en déduit :
1 cm^3 = 1 000 mm^3
Nous savons maintenant que :
1 dm^3 = 1 000 cm^3 = 1 000 000 mm^3
Grand rangement : vous disposez d'un carton de 1 mètre d'arête (sachant que 1 m = 10 dm). Combien pouvez-vous faire rentrer de minicubes de compresses préemballées de 10 cm d'arête (sachant que 10 cm = 1 dm) dans ce grand carton ?
Le gros carton de 1 m^3 peut contenir 10 × 10 × 10 = 1 000 minicubes de compresses de 1 dm^3. Ainsi, 1 m^3 = 1 000 dm^3.
Nous savons maintenant que :
1 m^3 = 1 000 dm^3 = 1 000 000 cm^3 = 1 000 000 000 mm^3.

À noter
Nous observons que le passage d'une unité à l'autre se fait en ajoutant ou en retranchant trois zéros ou en déplaçant la virgule de trois places : soit à droite, soit à gauche.

Exercices d'application

1 Vous allez recevoir le colis d'un laboratoire d'un volume de 8 dm³. Établissez des équivalences en : cm³, mm³, m³.

m^3			dm^3			cm^3			mm^3		
					8						
					8	0	0	0			
					8	0	0	0	0	0	0
		0,	0	0	8						

Donc : 8 dm^3 = 8000 cm^3 = 8000000 mm^3 = 0,008 m^3.

2 1 L de sang adulte est composé de 450 cm³ de globules rouges. Établissez des équivalences en mm³, dm³, m³.

m^3			dm^3			cm^3			mm^3		
						4	5	0			
						4	5	0	0	0	0
					0,	4	5	0			
		0,	0	0	0	4	5	0			

Donc : 450 cm^3 = 450000 mm^3 = 0,45 dm^3 = 0,00045 m^3.

Volume des liquides

L'eau représente 60 % du poids corporel. Le corps humain contient 4 à 5 L de sang. Le cœur envoie 5 à 7 L de sang par minute dans les artères. Les muscles sont composés de 75 % d'eau. La sécrétion salivaire est de 800 cm^3 par jour. L'estomac sécrète environ 1,5 L de suc gastrique quotidiennement et le foie 1 L de bile. Nous éliminons par jour 0,7 L de sueur.

Les liquides jouent donc un rôle important dans le fonctionnement du corps humain. On comprend la nécessité d'en mesurer les volumes avec grande précision.

L'unité de mesure des volumes est le litre; il est noté : L.

On retrouve les préfixes utilisés pour les mesures de masse. Les voici sous forme de tableau :

Unité	Dixième	Centième	Millième
1	1/10	1/100	1/1 000
Litre : L	**Déci**litre : dl	**Centi**litre : cl	**Milli**litre : ml
1 L	0,1 L	0,01 L	0,001 L

Correspondances

Posons-nous la question suivante : quel volume parmi 1 mm³, 1 cm³, 1 dm³ ou 1 m³ correspond à 1 L ? L'adulte par son expérience peut retrouver de manière déductive la correspondance.

Aidons-nous de la perception des objets familiers qui nous entourent :

Un volume de 1 mm³ a une arête de 1 mm : l'équivalent d'un petit caillou, trop petit !

Un volume de 1 cm³ a une arête de 1 cm : l'équivalent d'un petit dé à jouer, trop petit !

Un volume de 1 dm³ a une arête de 1 dm, c'est-à-dire 10 cm : l'équivalent d'une grosse boîte de bonbons ! C'est ce qui semble le plus vraisemblable.

Un volume de 1 m³ a une arête de 1 m, c'est-à-dire 100 cm : l'équivalent d'une machine à laver, trop grand !

Le cube qui peut contenir 1 L d'eau a une arête de 10 cm, c'est-à-dire 1 dm. Son volume est de 1 dm³ (ou $10 \times 10 \times 10 = 1\,000$ cm³).

Donc **1 L = 1 dm³**

Si 1 L = 1 000 cm³ alors 1 cm³ = 0,001 L = 1 ml.

À noter

Centimètre cube est souvent abrégé : cc. Ce qui est source d'erreurs car cc est associé dans les esprits à cl (centilitre). Il faut donc toujours se rappeler que 1 cc équivaut en fait à 1 cm³ qui est égal à 1 ml.

1 centimètre cube (1 cc) = 1 ml

Ainsi, nous trouvons le **tableau de correspondance** suivant :

m³			dm³			cm³			mm³		
					L	dl	cl	ml			

À noter

Pour convertir les unités de capacité (L, dl, cl, ml), il y a seulement 1 colonne par unité. En revanche, pour convertir les unités de volume (dm³, cm³, mm³), il y a 3 colonnes par unité.

Exercices d'application

1 Un homme de 80 kg est constitué de 480 dl d'eau. Trouvez la correspondance en : m³, dm³, cm³, mm³.

m^3			dm^3			cm^3			mm^3		
					L	dl	cl	ml			
				4	8	0					
		0,	0	4	8	0					
				4	8,	0					
				4	8	0	0	0			
				4	8	0	0	0	0	0	0

Ainsi : 480 dl équivalent à 0,048 m^3 = 48 dm^3 = 48 000 cm^3 = 48 000 000 mm^3.

Autres types de mesure

Tableau d'équivalence cuillère en ml :

1 cuillère à café	5 ml
1 cuillère à dessert	10 ml
1 cuillère à soupe	15 ml

Pour plus de précisions, beaucoup de spécialités pharmaceutiques sont accompagnées de leur propre système doseur : cuillère-mesure, seringue graduée, etc.
Les équivalences suivantes : volume-nombre de gouttes, en fonction de la solution à préparer, sont indispensables à connaître pour l'infirmière :

	Volume	Nombre de gouttes
Solution aqueuse	1 ml	20 gouttes de solution aqueuse
Sang	1 ml	15 gouttes de sang

Fiche 3

La multiplication

Technique opératoire

La technique opératoire revient à réfléchir sur le sens de l'opération à réaliser. On utilise à ce niveau les propriétés de la multiplication.

Exemple

45 × 31 peut s'écrire 45 × (30 + 1) =

$$\underbrace{(45 \times 1)}_{\substack{1^{er} \text{ produit partiel} \\ (1^{er} \text{ P.P.})}} + \underbrace{(45 \times 30)}_{\substack{2^{e} \text{ produit partiel} \\ (2^{e} \text{ P.P.})}}$$

C'est ce que l'on fait quand on pose :

$$\begin{array}{rl} 45 & \\ \times 31 & \\ \hline 45 & \rightarrow 45 \times 1 = 1^{er} \text{ produit partiel} \\ 135\mathbf{0} & \rightarrow 45 \times 3\mathbf{0} = 2^{e} \text{ produit partiel} \\ \hline 1395 & \rightarrow 45 \times 1350 = \text{somme des produits partiels} \end{array}$$

Nous insistons sur le sens du **0**, généralement non apparent, mais qui redonne son sens à la multiplication. Dans cet exemple, 45 × 3**0** — alors qu'on a l'habitude de poser 45 × 3 — montre bien l'ordre de grandeur dans lequel on se situe.

Repères méthodologiques

Au cours d'un travail sur la multiplication, on insistera sur l'importance des points suivants :

a) Connaître les tables de multiplication.

b) Présenter correctement les opérations.

Le peu d'espace consacré à l'opération (coin de feuille, mélanges d'opérations, miniaturisation) favorise l'erreur.

Des produits partiels écrits en décalage (opération écrite de travers) ne sont pas additionnés correctement.

Une présentation claire et aérée permet par la suite une meilleure analyse des erreurs commises.

c) Prendre en compte le/les 0 au niveau des termes de l'opération.

Un ou plusieurs zéros intercalés au multiplicateur posent parfois problème.

Exemple
232 × 204 peut s'écrire
232 × (200 + 4) = (232 × 4) + (232 × 200).

232			
× 204			
928	→ 232 × 4	1er P.P.	
464**00**	→ 232 × 2**00**	2e P.P.	
47328			

d) Écrire correctement les retenues.
Les retenues de produits partiels peuvent être placées en haut et à droite du chiffre auquel il faudra additionner cette retenue (voir exemple).

$$\begin{array}{rrrrr} & & 9 & 7 & 6 \\ & \times & & 6 & 7 \\ \hline & 6 & 8^{5} & 3^{4} & 2 \\ 5 & 8^{4} & 5^{3} & 6 & 0 \end{array}$$

Les retenues de somme de produits partiels peuvent se situer en haut et à droite du chiffre auquel il faudra additionner cette retenue.

$$\begin{array}{rrrrr} & & 9 & 7 & 6 \\ & \times & & 6 & 7 \\ \hline & 6 & 8 & 3 & 2 \\ 5 & 8 & 5 & 6 & 0 \\ \hline 6^{1} & 5^{1} & 3 & 9 & 2 \end{array}$$

Nous attirons votre attention sur le fait qu'une confusion entre les chiffres de l'opération et les retenues peut entraîner des erreurs au moment de l'addition des produits partiels. Il faut donc miniaturiser ces chiffres de retenues et présenter correctement l'opération.

Multiplication par 10 — 100 — 1000

24 × 1**0** = 24**0**

24 × 1**00** = 24**00**

24 × 1**000** = 24**000**

Pour multiplier un nombre entier naturel par 10, 100 ou 1 000, on ajoute respectivement 1 ou 2 ou 3 zéros à la droite de ce nombre.

$$0,785 \times 10 = 7,85$$

$$0,785 \times 100 = 78,5$$

$$0,785 \times 1\,000 = 785$$

Pour multiplier un décimal par 10, 100 ou 1 000, on déplace respectivement la virgule d'un ou deux ou trois rangs vers la droite de ce nombre.

Multiplication par 0,1 — 0,01 — 0,001

Nous insistons sur ce type de produit car un calcul inadéquat entraîne des résultats dix voire cent fois trop grands ou trop petits.

Exemple

32 × 0,1 et 32 ÷ 10. On remarque que les résultats sont égaux à 3,2.

De façon générale :

- Multiplier par 0,1 revient à diviser par 10 car : c'est le dixième.
- Multiplier par 0,01 revient à diviser par 100 car : c'est le centième.
- Multiplier par 0,001 revient à diviser par 1 000 car : c'est le millième.

Exemple

3, 7 × 0, 1 = 3, 7 × 1/10 = 3, 7 ÷ 10 = 0, 37 ; *soit le dixième de 3,7.*

3, 7 × 0, 01 = 3, 7 × 1/100 = 3, 7 ÷ 100 = 0,037 ; *soit le centième de 3,7.*

3, 7 × 0,001 = 3, 7 × 1/1 000 = 3, 7 ÷ 1 000 = 0, 0037 ; *soit le millième de 3,7.*

À noter

On se rend compte également que le fait de multiplier un nombre par un autre compris entre 0 et 1 entraîne un résultat inférieur ou égal au nombre initial (car multiplié par un nombre inférieur à 1).

Exemple

Vous devez administrer 0,8 ml d'héparine calcique (anticoagulant). Il y a 25000 UI (unités internationales) par ml. Calculez le nombre d'unités administrées.

25 000 × 0, 8 = 20 000 *: le résultat est inférieur à 25000.*

Produit d'un nombre entier par un décimal

Le médecin prescrit : bêtaméthasone (Célestène) (anti-inflammatoire stéroïdien), 5 gouttes/kg de poids par 24 heures pour un bébé de 8,7 kg.
Le nombre de gouttes de bêtaméthasone (Célestène) à administrer est : 8,7 × 5 gouttes.
On effectue la multiplication comme s'il n'y avait pas de virgule et on place la virgule au résultat une fois l'opération terminée.
Ce qui revient à faire :

8,7	→	on multiplie par 10 pour supprimer la virgule	→	87
×5				×5
43,5	←	on divise par 10 pour placer la virgule	←	435

Produit de deux décimaux

Pour placer la virgule au résultat, il suffit d'additionner le nombre de chiffres derrière la virgule des deux termes de l'opération, la somme obtenue correspond au nombre de chiffres derrière la virgule au résultat.

11,47	×	10,75	=	123,3025
↓		↓		↓
2 chiffres après la virgule	+	2 chiffres après la virgule	=	4 chiffres après la virgule au résultat

Le placement correct de la virgule est crucial car un mauvais positionnement multiplie ou divise la dose par 10, 100, 1000.

Anticipation d'un résultat : ordre de grandeur

Une façon d'anticiper un résultat est de trouver l'ordre de grandeur de celui-ci. Il est possible d'encadrer ce résultat en multipliant des nombres plus simples.

Exemple
1 flacon de 2,5 ml. Nombre de ml pour 15 flacons ?
Le résultat sera compris entre :
→ 2 × 15 = valeur approchée par défaut;
→ 3 × 15 = valeur approchée par excès.
Le résultat sera compris entre 30 et 45.
Le procédé permet d'éviter la production de résultats aberrants (10 fois plus grands ou plus petits par exemple).

Exercice d'application

1 Associez le plus rapidement possible pour chaque chiffre la lettre correspondante (résultat juste) :

	Donnée initiale	Problème à résoudre	a	b	c
1	2 g de NaCl par ampoule	Nbre de g dans 3,5 amp ?	7,10	7	5,15
2	4 g de produit par ml	Nbre de g pour 7,5 ml ?	30	28	37,5
3	2,5 ml de produit par flacon	Nbre de ml pour 15 flacons ?	250	37,5	30
4	50 ml de produit pour 1 heure	Nbre de ml pour 24 heures ?	1 250	120	1 200
5	45 gouttes de produit par jour	Nbre de gouttes pour 300 jours ?	1 350	13 500	13 550
6	250 ml de produit par flacon	Nbre de ml pour 15 flacons ?	3 750	375	37 500
7	125 ml de produit par flacon	Nbre de ml pour 8 flacons ?	825	1 025	1 000
8	15 gouttes de produit par minute	Nbre de gouttes pour 45 minutes ?	675	450	1 075
9	2,5 ml de produit par flacon	Nbre de ml pour 15 flacons ?	37,5	30	47,5
10	20 mg de produit par kg	Nbre de mg pour 10,5 kg ?	20,5	220,5	210

Réponses

1b ; 2a ; 3b ; 4c ; 5b ; 6a ; 7c ; 8a ; 9a ; 10c.

La division

Technique opératoire

Sens de la division

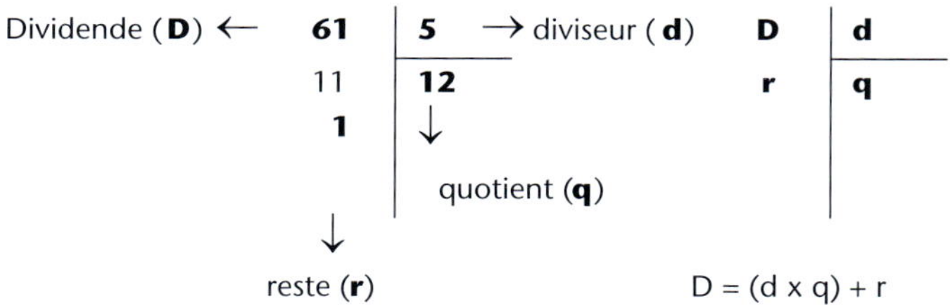

Faire la preuve, c'est vérifier que : 61 = (5 × 12) + 1.

Technique

Il existe plusieurs techniques pour pratiquer une division.

1re variante

3	2	7	5	5
– 3	0	↓	↓	6 5 5
0	2	7	↓	
	– 2	5	↓	
	0	2	5	
		– 2	5	
		0	0	

Cette procédure permet un réapprentissage de la division en lui donnant un sens. Elle permet également au formateur, à l'étudiant, de pointer à quel niveau précis se situe(nt) l'erreur ou les erreurs répétées (poser la virgule, multiplications, reste, zéros…).

2e variante

Les opérations sont réalisées mentalement.
C'est la plus pratiquée. Les résultats intermédiaires ne sont pas mentionnés.

Guide du calcul de doses et de débits médicamenteux

3 2 7 5	5
2 7	6 5 5
2 5	
0	

Différentes situations

Après avoir envisagé le cas où q est entier, nous allons envisager les situations qui induisent le plus d'erreurs, notamment quand intervient la virgule.

Quotient décimal (23 ÷ 6 = 3,8)

Une infirmière effectue 23 km à pied dans son service en 6 jours. Combien de km (en moyenne) effectue-t-elle par jour ?

2 3	, 0	6	
− 1 8	↓	3 , 8	
5	0	↑	
− 4	8	↑	
	2	↑	

barre fictive :
« quand je passe la virgule au dividende, je place la virgule au quotient ».

À noter
Il faut insister sur la signification de la virgule. Un moyen de visualiser ce passage aux sous-unités est de placer une barre fictive verticale au dividende au niveau de la virgule. Lorsqu'on passe cette barre au dividende, on place la virgule au quotient. On place ensuite un 0 après la virgule au dividende (23 = 23,0 = 23,00...) pour pouvoir continuer l'opération.
Par ailleurs et quelle que soit la division, le reste doit toujours être inférieur au diviseur.

Division de décimaux

Dividende décimal (25,5 ÷ 3)

Soit 25,5 cl de sérum glucosé à perfuser en 3 heures.
Calculer le nombre de cl/h à perfuser.
On trace ici aussi une barre fictive verticale au dividende et, lorsqu'on passe la barre de la virgule au dividende, on place là aussi la virgule au quotient.

2 5	, 5	3
− 2 4	↓	8 , 5
1	5	↑
− 1	5	↑
0	0	↑

barre fictive :
« quand je passe la virgule au dividende, je place la virgule au quotient ».

Le résultat est 8,5 cl (le 5 correspond aux millilitres).

Diviseur décimal (50 ÷ 4,5)

Pique-nique de fin d'année. Vous achetez 50 € les 4,5 kg de bœuf pour vos brochettes. Quel est le prix du kg de viande de bœuf ?

L'opération est la suivante : 50 ÷ 4,5.

Il faut rendre le diviseur (4,5) entier. Pour cela, on multiplie le dividende et le diviseur par 10 : (50 ÷ 4, 5 = 500 ÷ 45 = 11, 11 € le kg).

Ou :

5 0	4 , 5
↓×10	↓×10
5 0 0	4 5

Équivaut à : $\frac{50}{4,5} = \frac{500}{45}$

On retombe ainsi sur un type d'opération connu. On pourra également multiplier le diviseur et le dividende par 100, 1 000… Le résultat ne changera pas.

Dividende et diviseur décimaux (52,5 ÷ 2,5)

Il reste 52,5 ml de Vastarel 20 mg (antiangoreux) dans un flacon. La dose de 2,5 ml/j est administrée à M. A. Calculez le nombre de jours de traitement restants.

Soit 52,5 ÷ 2,5, que nous pouvons écrire : 525 ÷ 25 (voir « Diviseur décimal (50÷ 4,5) »).

Calculons :

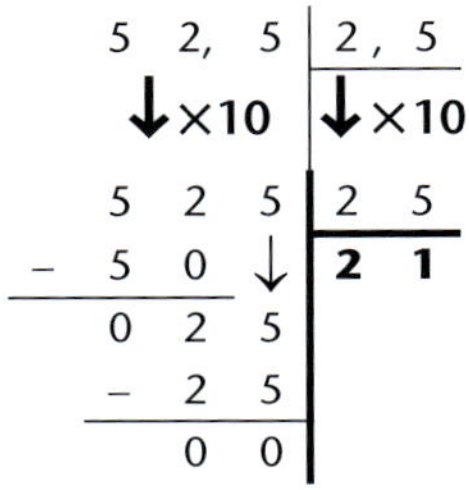

Équivaut à : $\frac{52{,}5}{2{,}5} = \frac{525}{25}$

Ainsi chaque situation de ce type (D et d décimaux) peut se ramener à une autre, connue, en multipliant D et d par 10, 100, 1 000...
Ces situations connues sont :

- une division de nombres entiers (par exemple : 525 ÷ 25) ;
- une division où D est décimal et d entier.

Dividende inférieur au diviseur (D < d)

Dividende et diviseur entiers (18 ÷ 125)

Un infirmier annonce à sa collègue : « J'ai perdu 18 kg en 125 jours ».
De combien de kg (en moyenne) l'infirmier a-t-il maigri par jour ?
Soit 18 ÷ 125.
Pratiquement, on peut procéder comme au paragraphe « Quotient décimal (23 ÷ 6 = 3,8) » et placer une barre verticale fictive au dividende une fois la virgule placée au quotient :

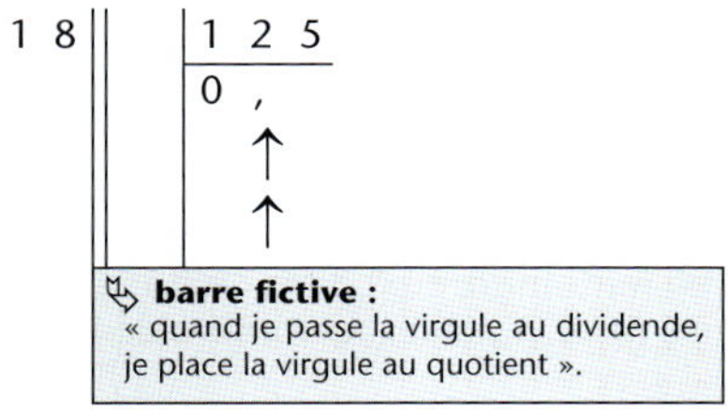

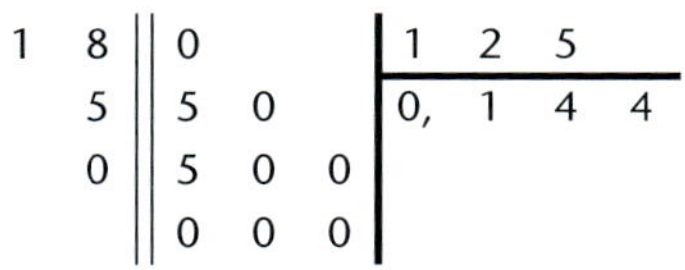

Diviseur et/ou dividende décimal

Dividende décimal (1,8 ÷ 4)

Vous devez administrer la prescription médicale suivante : Thiophénicol (antibiotique) 1,8 g/j en 4 injections intraveineuses directes également réparties dans la journée.
La dose en gramme à administrer à chaque injection est 1,8 ÷ 4.
Nous pouvons procéder comme au paragraphe « Dividende et diviseur décimaux (52,5 ÷ 2,5) » et multiplier par 10 le dividende et le diviseur. Car 1, 8 ÷ 4 = 18 ÷ 40.
Variante d'ordre général : une procédure qui consiste à mettre des crochets au-dessus des chiffres du dividende est souvent utilisée.

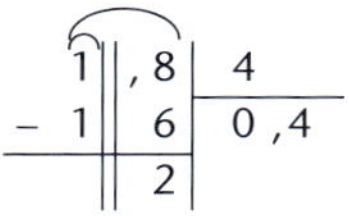

- Je prends 1 (crochet au-dessus du 1).
- En 1, combien de fois 4 (il y va 0 fois). Je pose 0 au quotient…, etc.

Diviseur décimal (3 ÷ 4,5)

Une division de type 3 ÷ 4,5 se ramène à 30 ÷ 45. Nous sommes dans le cas d'une situation connue : D et d entiers avec D < d.

Dividende et diviseur décimaux (2,25 ÷ 4,5)

Une division du type 2,25 ÷ 4,5 se ramène à une division type :
- 22,5 ÷ 45
- 225 ÷ 450

Détail de la technique :

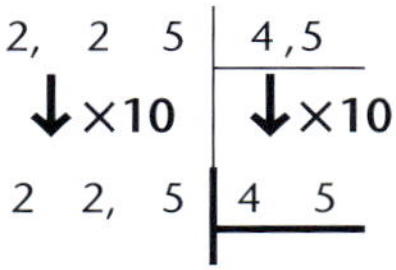

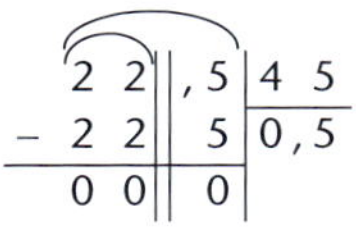

Équivaut à : $\frac{2,25}{4,5} = \frac{22,5}{45}$

$$\begin{array}{r|l} 2{,}25 & 4{,}5 \\ \hline \downarrow \times 10 & \downarrow \times 10 \\ 22{,}5 & 45 \\ \hline \end{array}$$

$$\begin{array}{r|l} 22{,}5 & 45 \\ \cline{2-2} -\ 22\ \ 5 & 0{,}5 \\ \cline{1-1} 00\ \ 0 & \end{array}$$

Les fractions

Sens de la fraction

Vous organisez une grande fête de fin d'année avec vos collègues de service. Vous réalisez des pizzas et des cocktails.

Fraction de solide

Vos pizzas sont prédécoupées (en 8 parts chacune). L'informaticien de l'hôpital vient faire une commande groupée pour lui et quelques collègues. Sans se départir de son humour, il vous demande 5/8 d'une pizza.

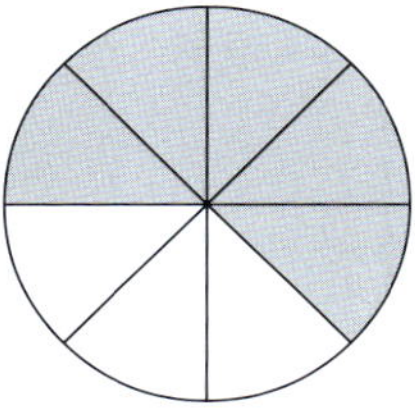

Donc : vous donnez 5 parts de pizza → **5**
Votre pizza est découpée en 8 parts → **8**
5 est le **numérateur** de la fraction.
8 est le **dénominateur** de la fraction.
La pizza est considérée comme l'entier. Le *dénominateur* est le nombre de parts égales faites dans cette pizza. Le *numérateur* est le nombre de parts égales qu'on a prises.
En règle générale :

$$\frac{\textbf{numérateur}}{\textbf{dénominateur}} = \frac{\textbf{n}}{\textbf{d}} = \frac{\textbf{nombre de parties égales prises dans l'entier}}{\textbf{nombre de parties égales qui composent l'entier}}$$

Fraction de liquide

Une de vos collègues a préparé un cocktail sans alcool : un *cocktail-Christine.* Vous lui en demandez la composition pour pouvoir l'aider.
Comme elle ne sait pas de quelle quantité d'ingrédients vous disposez, elle vous donne les proportions sous forme de fractions :

« J'ai mis $\frac{3}{10}$ de jus de groseille et pour le reste : du jus de pomme. »

Vous disposez d'un verre doseur :

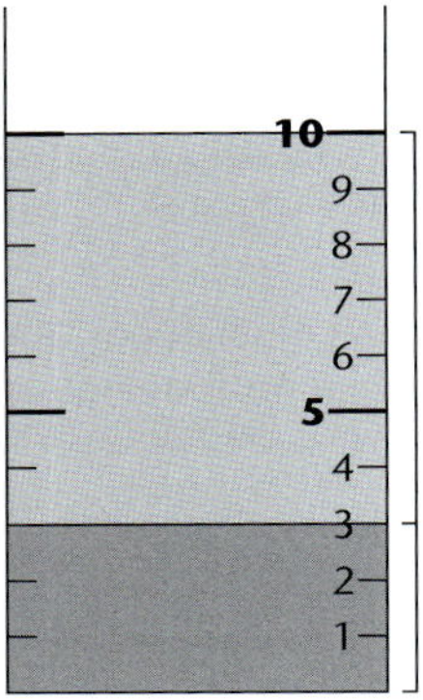

10 est le nombre de parties égales qui composent l'entier. L'entier est ici le verre doseur.
10 équivaut à **10** graduations.
Vous versez donc le jus de groseille jusqu'à la graduation : **3**.
Il reste **7** parties dans les **10** à remplir avec du jus de pomme.

C'est-à-dire $\mathbf{\frac{7}{10}}$.

Ranger des fractions

Même dénominateur

Considérons des quantités de paracétamol (Doliprane — analgésique-antipyrétique, antalgique) en comprimés : nous prenons dans chacun des cas suivants (en sombre) :

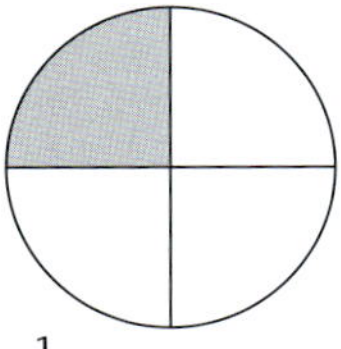

$\frac{1}{4}$ de comprimé

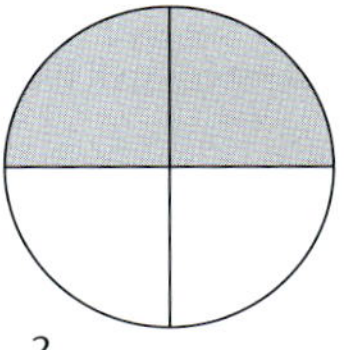

$\frac{2}{4}$ de comprimé

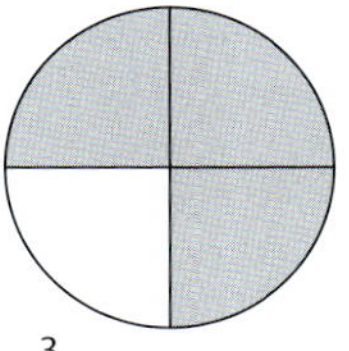

$\frac{3}{4}$ de comprimé

On remarque, grâce à cet exemple, que lorsque les fractions ont le même dénominateur (4 dans ce cas) la plus petite est celle qui a le plus petit numérateur.

$$\frac{1}{4} < \frac{2}{4} < \frac{3}{4} \Leftrightarrow 0,25 < 0,5 < 0,75$$

(Le signe < veut dire *plus petit que* ; le signe > veut dire *plus grand que*.)

Même numérateur

En vue d'être préparés à des explorations endoscopiques, trois patients doivent absorber chacun 3 L de Colopeg (laxatif).

M. A. vous dit qu'il lui en reste $\frac{1}{10}$, M. B. $\frac{1}{5}$, M. C. $\frac{1}{2}$.

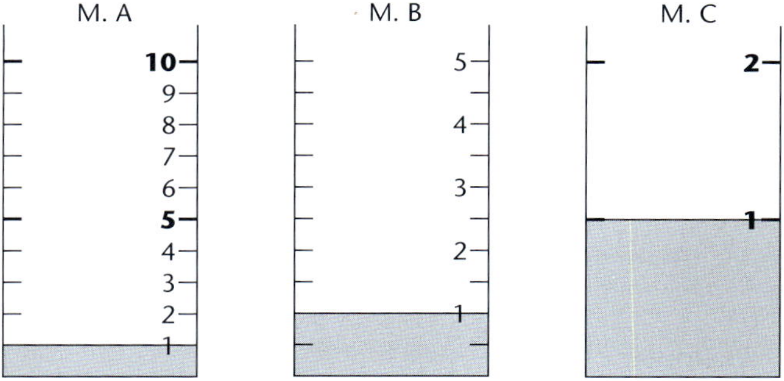

On constate que : $\frac{1}{10} < \frac{1}{5} < \frac{1}{2} \Leftrightarrow 0,1 < 0,2 < 0,5$.

On remarque grâce à cet exemple que, lorsque les fractions ont le même numérateur (1 dans ce cas), la plus petite est celle qui a le plus grand dénominateur.

Opérations sur les fractions

Équivalences

Vanessa et Virginie sont deux étudiantes infirmières. Elles partent en stage. Chacune prend sa voiture (réservoirs d'essence à contenances équivalentes). Au départ, elles vérifient leurs niveaux d'essence. Il reste à Vanessa les $\frac{2}{3}$ d'un plein et à Virginie les $\frac{4}{6}$.

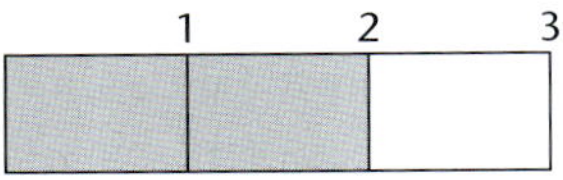

$\mathbf{\frac{2}{3}}$

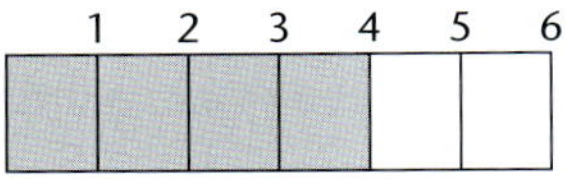

$\mathbf{\frac{4}{6}}$

Les figures montrent qu'elles en sont au même point. Ainsi : $\frac{2}{3} = \frac{4}{6}$.

Pour obtenir une fraction équivalente, on multiplie ou on divise les deux termes de la fraction donnée par un même nombre non nul.

Exemple

$$\frac{2}{3} \xrightarrow{\times 2} \frac{4}{6} \xrightarrow{\times 3} \frac{12}{18} \xrightarrow{\div 2} \frac{6}{9} \xrightarrow{\div 10} \frac{0,6}{0,9}$$

$$\frac{2}{3} = \frac{4}{6} = \frac{12}{18} = \frac{6}{9} = \frac{0,6}{0,9}$$

Addition

Quand les dénominateurs sont égaux, la somme de deux fractions est égale à la somme des numérateurs ; le dénominateur, lui, reste inchangé.

Exemple

$$\frac{1}{4} + \frac{2}{4} = \frac{3}{4}.$$

Pour additionner des fractions qui ont des dénominateurs différents, on doit au préalable rendre identiques ceux-ci (réduire au même dénominateur). Puis, on garde ce dénominateur et on additionne les numérateurs.

Exemple

$$\frac{1}{2} + \frac{3}{4} = ?$$

$$\frac{1}{2} \xrightarrow{\times 2} \frac{2}{4}$$

$$\frac{1}{2} = \frac{2}{4}$$

Puis, on effectue l'opération :

$$\frac{1}{2}+\frac{3}{4}=\frac{2}{4}+\frac{3}{4}=\frac{5}{4}.$$

Cas particulier : exemple de $\frac{1}{4}+\frac{1}{3}=?$

Quel pourrait être *le dénominateur commun* à 4 et à 3 ?
C'est 12 qui est multiple à la fois de 4 et de 3.
On prépare les fractions à l'addition :

$\times$ **3**

$$\frac{1}{4} = \frac{3}{12}$$

$\times$ **3**

$\times$ **4**

$$\frac{1}{3} = \frac{4}{12}$$

$\times$ **4**

Puis on effectue l'opération : $\frac{1}{4}+\frac{1}{3}=\frac{3}{12}+\frac{4}{12}=\frac{7}{12}$.

Soustraction

Pour soustraire deux fractions qui ont des dénominateurs différents, on doit au préalable rendre identiques ceux-ci. Puis on garde ce dénominateur et on soustrait les numérateurs.

Exemple

$$\frac{5}{16}-\frac{1}{32}=?$$

Pour effectuer l'opération, il faut rendre identiques les dénominateurs :

$\times$ **2**

$$\frac{5}{16} = \frac{10}{32}$$

$\times$ **2**

$$\frac{5}{16}-\frac{1}{32}=\frac{10}{32}-\frac{1}{32}=\frac{9}{32}$$

Multiplication

Multiplication de deux fractions

Pour retrouver la façon de procéder, on peut remplacer les fractions par les décimaux correspondants :

$$\frac{1}{2} \times \frac{1}{2} = \frac{1 \times 1}{2 \times 2} = \frac{1}{4} = 0,25 \Leftrightarrow 0,5 \times 0,5 = 0,25$$

$$\frac{1}{2} \times \frac{1}{4} = \frac{1 \times 1}{2 \times 4} = \frac{1}{8} = 0,125 \Leftrightarrow 0,5 \times 0,25 = 0,125$$

Il faut retenir que : $\frac{\mathbf{a}}{\mathbf{b}} \times \frac{\mathbf{c}}{\mathbf{d}} = \frac{\mathbf{a} \times \mathbf{c}}{\mathbf{b} \times \mathbf{d}}$.

Multiplication d'une fraction par un nombre

Un comprimé de Bromazépam (Lexomil) (anxiolytique — quadrisécable) contient 6 mg de bromazépam (DCI). Quelle est la quantité de bromazépam contenue dans les $\frac{3}{4}$ d'un comprimé ?

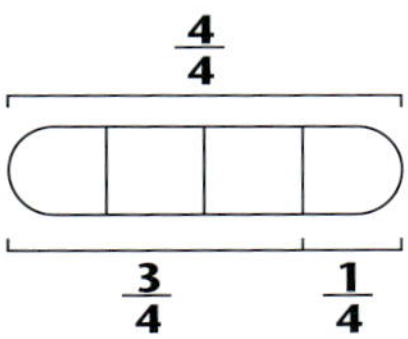

La quantité contenue dans $\frac{1}{4}$ de comprimé est $6 \times \frac{1}{4} = \frac{6 \times 1}{4} = 1,5 \text{mg}$.

La quantité contenue dans $\frac{3}{4}$ de comprimé est

$$6 \times \frac{3}{4} = \frac{6 \times 3}{4} = \frac{18}{4} = 4,5 \text{mg}.$$

Il faut retenir que : $\mathbf{a} \times \frac{\mathbf{b}}{\mathbf{c}} = \frac{\mathbf{a} \times \mathbf{b}}{\mathbf{c}}$.

Exercices d'application

1 Complétez les phrases suivantes :

Il reste 3/5 du flacon de 500 ml de sérum. C'est-à-dire … ml.
…/3 des 300 000 habitants sont touchés par le virus. C'est-à-dire 200 000 personnes.
Retirez 2/… de l'ampoule de 10 ml de NaCl. Soit 4 ml.

Réponses

300 ml ; 2/3 ; 2/5.

2 Vous prélevez 3/5 d'eau stérile d'un flacon qui en contient 250 ml. Combien reste-t-il d'eau dans le flacon ?

Réponses

Il reste 5/5 – 3/5 = 2/5 du contenu du flacon.
Soit 2/5 × 250 = 100 ml,
ou 250 – (3/5 × 250) = 250 – 150 = 100 ml.

3 Un récipient de désinfectant est rempli au 4/5e. Si on ajoute 75 cl, alors le récipient est rempli complètement. Calculez la contenance de ce récipient.

Réponses

1/5 × quantité totale du récipient = 75 cl.
Quantité totale du récipient = 75 cl × 5 = 375 cl.

Fiche
6

La proportionnalité

Le concept de proportionnalité est un rouage important dans la compréhension et la résolution du type de problèmes qui nous intéressent en tant qu'infirmier(ère).
Ce chapitre sera exposé de façon très progressive. Il s'agit dans la plupart des cas de rechercher une valeur, une quantité inconnue. Techniquement, on pourra la retrouver à l'aide :

- d'un coefficient de proportionnalité;
- d'une règle de trois;
- ou d'un produit en croix.

Une fois le principe réapproprié, les situations de proportionnalité que nous rencontrons en tant que professionnel ne sont souvent, en fait, que l'ajout d'un ou de plusieurs cas de proportionnalité de même type.

Situations de proportionnalité

Ce qui est proportionnel

Consultons les tarifs relatifs au prix des tee-shirts proposés par l'Association des étudiants infirmiers.

Colonne 1	Colonne 2	Colonne 3
Nombre de tee-shirts	**Prix adhérent (en €)**	**Prix non adhérent (en €)**
1	5	10
2	10	20
3	15	30
4	20	40

⇒ (×) 5 ⇒ ⇒ (×) 2 ⇒

⇒ (×) 10 ⇒

On peut établir une relation simple entre chaque nombre de la première colonne et le nombre correspondant de la deuxième colonne.
Cette relation est : « multiplié par 5 », que l'on notera aussi : ⇒ (×) **5** ⇒.

On peut également passer des nombres de la deuxième colonne à ceux de la première colonne en divisant chacun d'eux par 5, ce « divisé par 5 », que l'on notera aussi : ⇒ (÷) **5** ⇒.

La correspondance qui permet de passer d'une colonne à l'autre (ou d'une liste à l'autre, d'une suite à l'autre) en utilisant la multiplication ou la division est : **la proportionnalité.**
Le nombre avec lequel on multiplie ou on divise (5 dans l'exemple ci-dessus) est appelé : **coefficient de proportionnalité.**
On retrouve cette situation de proportionnalité entre la colonne 1 et la colonne 3. Mais cette fois le coefficient de proportionnalité est : 10. Même principe entre la 2e et la 3e colonne où le coefficient de proportionnalité est 2.

Ce qui n'est pas proportionnel

La croissance somatique des garçons de la naissance à 3 ans.
Voici dans un tableau quelques correspondances entre l'âge (en mois) et la taille (en cm).

Nombre de mois	Taille (cm)
3	60
6	66
18	80,5

À partir de ce tableau, peut-on calculer la taille standard d'un garçon de 4 ans ?
Nous constatons qu'il n'est pas possible d'établir une relation constante entre l'âge de l'enfant et la taille de celui-ci.
On en déduit qu'il n'y a pas de coefficient de proportionnalité, on ne peut donc pas parler de proportionnalité dans cette situation.

Proportionnalité avec coefficient entier

Nous distinguerons désormais deux types de proportionnalité :
- proportionnalité avec **coefficient entier**;
- proportionnalité avec **coefficient fractionnaire**.

Les cas déjà étudiés mettaient en jeu des coefficients entiers (2 – 5…).

Exercice d'application

1 Imaginons : demain vous êtes en repos et vous décidez d'inviter des amies. Vous serez 12 en tout. Vous avez choisi de réaliser des crêpes. La recette n'est prévue que pour 6.

Ingrédients pour 6 personnes :
- *500 g de farine;*
- *1 L de lait;*
- *6 œufs;*
- *3 g de sel.*

Le but de l'exercice est de calculer les quantités nécessaires pour 12 personnes et ainsi de se familiariser avec la construction d'un tableau de proportionnalité. Et ceci dans deux sens : horizontal et vertical.

Nombre de personnes	Farine (g)	Lait (L)	Œufs	Sel (g)	
6	500	1	6	3	⊗ 2
12	1 000	2	12	6	

On peut facilement trouver les réponses en multipliant les valeurs de la première ligne par 2.

Nombre de personnes	6	12
Farine (g)	500	1 000
Lait (L)	1	2
Œufs	6	12
Sel (g)	3	6

⊗ 2

Malheureusement pour vous, le jour J, vous constatez qu'il ne vous reste que 5 œufs. Toutes les épiceries sont fermées ce jour ! Retrouvez la recette avec 5 œufs (le coefficient n'est pas un entier mais une fraction).

Proportionnalité avec coefficient fractionnaire

Avant d'aller plus loin dans la résolution du cas précédent, une petite séance de gymnastique mentale s'impose.
Complétons les tableaux suivants :

⊕ ÷ 2

2	?
4	?
6	?

⊗ 5

1	?
2	?
3	?

On obtient :

÷ 2

2	1
4	2
6	3

× 5

1	5
2	10
3	15

Ou encore :

÷ 2 × 5

2	1	5
4	2	10
6	3	15

Donc, pour passer de 2 à 5, on divise par 2, puis on multiplie par 5.

Ce qui revient à multiplier par $\frac{5}{2}\left(\frac{5}{2}=\frac{1}{2}\times 5\right)$.

Notre tableau peut désormais s'écrire :

× 5/2

2	5
4	10
6	15

Ou encore

× 5/2

2	4	6
5	10	15

Le coefficient **fractionnaire** est $\frac{5}{2}$ (fractionnaire car $\frac{5}{2}$ n'est pas un entier mais une fraction).

Cette petite gymnastique accomplie, nous sommes donc en mesure de résoudre notre problème de pâte à crêpes.
Quel coefficient va nous permettre de passer de 6 (œufs) à 5 (œufs) ?

÷ 6 ; × 5

Nombre d'œufs	6	1	5

$\times \frac{5}{6}$

Le coefficient fractionnaire est $\frac{5}{6}$.

Nous réalisons le tableau de proportionnalité

Œuf	Farine (g)	Lait (L)	Sel (g)
6	500	1	3
5			

× **5/6**

Œuf	Farine (g)	Lait (L)	Sel (g)
6	500	1	3
5	500 × 5/6 ≈ **416 g**	1 × 5/6 ≈ **0,8 l**	3 × 5/6 ≈ **2,5 g**

Exercices d'application

Il y a 75 mg de produit actif dans un flacon de 1,5 ml de **Nebcine** (antibiotique). Vous utiliserez des tableaux de proportionnalité pour répondre aux questions suivantes.

1 Combien y a-t-il de mg de produit actif dans 1,3 ml de Nebcine ?

Réponse

Flacon (ml)	Nebcine (mg)
1,5	75
1,3	1,3 × 75/1,5 = 65 mg

$\times \frac{75}{1,5}$

2 Combien faut-il de ml de Nebcine pour avoir 55 mg de produit actif ?

Réponse

Flacon (ml)	Nebcine (mg)
1,5	75
55 × 1,5/75 = **1,1 ml**	55

$\otimes \frac{1,5}{75}$

Proportionnalité : procédures de résolution

Il n'y a pas *une* formule, *une* méthode mais plusieurs techniques que chaque adulte a mises en place au cours de sa formation scolaire. À savoir, l'utilisation :

- **du coefficient de proportionnalité ;**
- **de la règle de trois ;**
- **du produit en croix.**

Coefficient de proportionnalité

C'est la méthode utilisée dans les paragraphes « Coefficient de proportionnalité » des exercices d'application.

Vous devez injecter 100 mg de **Modecate** (neuroleptique). Vous disposez d'un flacon de 125 mg/5 ml. Combien de ml allez-vous prélever du flacon ?

Recherchons le coefficient fractionnaire :

Nombre de mg	Nombre de ml
125	5

$\otimes \frac{5}{125}$

Construisons un tableau de proportionnalité :

Nombre de mg	Nombre de ml
125	5
100	5 × 100/125 ou 100 × 5/125 = **4 ml**

$\otimes \frac{100}{125}$

$\otimes \frac{5}{125}$

Ou encore :

Nombre de mg	125	100
Nombre de ml	5	100 × 5/125 ou 5 × 100/125 = **4 ml**

$\otimes \frac{5}{125}$

$\otimes \frac{100}{125}$

Règle de trois

Vous devez injecter 80 mg de **clorazépate dipotassique** (Tranxène — anxiolytique). Vous disposez d'un flacon de 100 mg de poudre et d'une ampoule de 5 ml de solvant.
Quelle quantité (en ml) allez-vous prélever du flacon ?
Pour 100 mg de poudre T, nous avons 5 ml de solvant.
Donc pour 1 mg de poudre T, nous avons 5/100e de ml de solvant.

Donc pour 80 mg de poudre T, nous avons $\frac{5}{100} \times 80 = \frac{5 \times 80}{100} = 4\text{ml}$.

Ou encore :

Nombre de mg	100	1	80
Nombre de ml	5	$\frac{5}{100}$	$\frac{5 \times 80}{100} = \mathbf{4ml}$

$\div$ 100 $\otimes$ 80

La règle de trois est donc une technique qui privilégie le **passage à l'unité.**
On l'appelle ainsi car on l'applique dans des problèmes où interviennent 4 quantités dont **3 sont connues** et 1 inconnue.

Produit en croix

Vous devez injecter 350 mg de **zuclopenthixol** (Clopixol — neuroleptique à action prolongée). Vous disposez d'ampoules de solution huileuse injectable de 1 ml dosées à 200 mg. Quelle quantité de solution allez-vous prélever ?
Dans un tableau de proportionnalité, le produit en croix est toujours vérifié.

↖ ↗ ↙ ↘ Les produits de chaque diagonale sont égaux (voir « 3. Produit en croix » dans les exercices d'application).

	Dosage de la spécialité	Prescription médicale
Nombre de mg	200	350
Produit en croix	↖ ↗ ↙ ↘	
Nombre de ml de solution	1	y

Ce que l'on cherche peut être noté : y.
Réalisons le produit en croix :

$$200 \times y = 1 \times 350$$

$$y = \frac{1 \times 350}{200} = 1,75 \text{ ml}$$

Exercices d'application

1 Il y a 4 g de NaCl dans une ampoule de 20 ml de soluté injectable.

Combien doit-on retirer de ml de l'ampoule pour obtenir 1,5 g de NaCl ? Trouvez la réponse en utilisant l'une des trois méthodes de résolution : coefficient de proportionnalité, règle de trois ou produit en croix.

Réponse

1. Coefficient de proportionnalité

NaCl (g)	4	1,5
Soluté inj. (ml)	20	1,5 × 20/4 = 7,5 ml

$\times \frac{20}{4}$

2. Règle de trois

Pour 4 g de NaCl, nous avons 20 ml de soluté injectable ;

donc, pour 1 g de NaCl, nous avons $\frac{20}{4}$ ml de soluté injectable ;

donc, pour 1,5 g de NaCl, nous avons $1,5 \times \frac{20}{4} = \mathbf{7,5\ ml}$ de soluté injectable.

3. Produit en croix

Nombre de g	4	1,5
Produit en croix	↖ ↗ ↙ ↘	
Soluté inj. (ml)	20	y

$4 \times y = 20 \times 1{,}5$

Donc, $y = \frac{20 \times 1{,}5}{4} = \mathbf{7{,}5\ ml}$ de soluté injectable.

Application aux pourcentages

Exercices d'application

1 Dans un hôpital, 100 infirmier(ère)s sont titulaires du DE. Sur ces 100 infirmier(ère)s, 90 sont des femmes. On dit qu'il y a 90 pour 100 de femmes infirmières dans cette population.

On le note : 90 %.

Un pourcentage est donc une fraction dont le dénominateur est 100.

Cette fraction est ici $\frac{90}{100}$.

90 en est le numérateur et 100 le dénominateur.

2 Sur les 1000 agents employés par cet hôpital, 750 sont des femmes. On dit qu'il y a 750 pour 1000 femmes employées dans cet établissement.

On le note 750 ‰.

Pour cette fraction, 750 est le numérateur et 1000 le dénominateur.

On l'écrit : $\frac{750}{1000}$.

Ce qui équivaut à 75 pour 100 ou encore $\frac{75}{100}$.

3 Dans un autre hôpital, des statistiques montrent que 28 % des 150 infirmières de cet hôpital ont plus de dix ans d'ancienneté. Quel est le nombre d'infirmières ayant plus de dix ans d'ancienneté ?

Le pourcentage peut être alors considéré comme un coefficient de proportionnalité qu'on fait agir ainsi : $\Rightarrow \otimes \frac{28}{100} \Rightarrow$.

Construisons un tableau :

Nombre total d'infirmières	Nombre d'infirmières ayant plus de 10 ans d'ancienneté
150	**42** (150 × 28/100)

$$\otimes \frac{28}{100}$$

Ces infirmières sont au nombre de $150 \times \frac{28}{100} = 42$.

4 Calculez le pourcentage de la population française âgée de 65 ans et plus par rapport à la population totale en 1995, 2005, 2025.

Année	Population totale (en millions)	Population âgée de 65 ans et + (en millions)	%
1995	58	8,6	❶
2005	60,6	9,1	❷
2025	64,2	12,5	❸

Réponse

❶ $\frac{8,6}{58} \times 100 \approx \mathbf{14,8}$ %.

❷ $\frac{9,1}{60,6} \times 100 \approx \mathbf{15}$ %.

❸ $\frac{12,5}{64,2} \times 100 \approx \mathbf{19,5}$ %.

Autres applications

Pourcentage et concentration

1 Combien y a-t-il de grammes de chlorure de sodium dans une ampoule de 20 ml à 20 % ?

1 L d'eau pèse 1 kg ou 1 000 g. Donc 100 ml d'eau pèsent 100 g. Ainsi, ce qui est noté dans l'énoncé, 20 % représente 20 g de produit actif (ici du NaCl) dans 100 ml de solution aqueuse de NaCl.
Appliquons le coefficient de proportionnalité.

Réponse

Nous obtenons $20 \times \frac{20}{100} = 4\,g$ de NaCl dans l'ampoule de 20 ml à 20 %.

2 Combien y a-t-il de grammes de chlorure de sodium dans une ampoule de 5 ml à 0,9 % ?

Réponse

$5 \times \frac{0{,}9}{100} = 0{,}045\,g$.

Elsevier Masson SAS
65, rue Camille-Desmoulins
92442 Issy-les-Moulineaux Cedex

Dépôt Légal : mai 2024

Composition : Straive
Imprimé en Espagne par EGEDSA